腹內大掃除

消氣、排毒、減重清體術

莊靜芬 醫師——著

作者序

千年清體術的傳承，從「腹內大掃除」做起

小時候，我們全家大小每天和每星期或每個月要做的兩件事，一件是每天「排便」。我們知道宿便為萬病之源，如果大便在大腸久留不走，人體會吸收毒素，特別是60歲以上的長輩發生便祕的情況相當多，這是因為年紀大，腸胃蠕動比較慢的緣故。另一件是每星期或每個月做「腹內大掃除」，相當於每逢過年，我們要清理家裡的環境來迎接下一年的好運道，幫身體做個大掃除，有助於我們延年益壽，因為健康就是財富。至今，這兩件事已經傳承到第四代了。

起心動念撰寫這本書是因為在2023年，我出版了《跟古代名醫做料理，吃出好健康》，是以內科權威張仲景的《傷寒論》藥方，設計成輕鬆好做的50道料理。我重溫拜讀了《傷寒論》第248條關於「調胃承氣湯」的記載，猛然敲醒了我，既然呼籲大家要如何吃得健康，應該將我和母親莊淑旂博士多年研發的「腹內大掃除」清體術和大家分享，這樣進食和排除廢氣、廢物，才算完整的健康之道。

千年醫書的體內環保主張

我查證資料，最早的體內環保根源來自五千年前《黃帝內經・素問・六微旨大論》主張的「動靜結合」——「動可養形，靜可養神」，

形神共養，生命活動才能統一協調。而且，「清淨則生化治」與「靜則神藏」，說明人體氣機升降出入的絕對運動和相對靜止，都是新陳代謝所必須的。這是史上最早提出的體內環保觀念。

東漢哲學家王充在《論衡》指出，「欲得長生，腸中常清；欲得不死，腸中無滓」，就是說要保持大便暢通，以求腸中清，益養生。同時代的著名醫家張仲景稱長時間滯留於腸中的大便為「宿食」。糞便長時間積於腸內會發酵，產生亞硝基化合物、甲基吲哚、苯丙茋等多種有毒物質和氣體，造成靜脈回流受阻，出現食慾減退、口苦口臭、噁心腹脹、煩躁易怒、頭暈乏力、心悸失眠等證候，引發痔瘡、肛裂、脫肛等症；還會誘發高血壓、心梗、腦中風和腸癌等疾病，嚴重危害人們的身體健康。於是，張仲景研發了「調胃承氣湯」藥方診治習慣性便祕。因此，王充和張仲景讓我們了解，在日常生活中要做到「腸中常清」的體內環保。

不過，一直在研究「人體之氣」的母親認為，應該徹頭徹尾讓大家先了解體內「氣」的產生，然後研發出一套如何排除體內廢氣的方法，於是她先研發出「腹內大掃除1.0版」，重點放在成年人的腹部。我看到了這幾十年來成年人和兒童的生活作息和飲食習慣變化，因此我把1.0版更新為2.0版，以成年人和兒童為對象，達到全民健康的目標。我相

信，家長也在苦惱如何幫助孩子健康成長，而且這套方法可以全家大小一起實踐。於是，我分享和女兒們、外孫兒女們早已實行的「腹內大掃除2.0版」，寫成這本書，貢獻給大家，作為2024年紀念母親冥誕的禮物，這是非常有意義的事。

環境與健康的關係密不可分

早在先秦時期，老祖先就知道居住位置、環境、水質等與健康長壽息息相關。在《左傳》等書中，就出現了水土影響人體健康的論述。到了漢代以後，醫家紛紛提出環境與人類健康關係的專業性看法，例如唐代醫家孫思邈在《千金翼方》卷14〈退居〉裡談到「擇地」，要求居住環境「背山臨水，氣候高爽，土地良沃，泉水清美」。而清代醫家徐大椿進一步在《醫學源流論・五方異治論》裡指出：「人稟天地之氣以生，故其氣體隨地不同。」他提到，「入其境，必問水土風俗而細調之」，因為「所產之物，所出之泉，皆能致病」。由此可知，古人早已明白地理環境對疾病與醫藥影響，有著密不可分的關聯。

人所居住的環境（體外），都要大費周章去要求擇地和整潔，更何況體內垃圾的清理。因此，張仲景的獨家配方「調胃承氣湯」在導瀉方面，以其「緩下熱結、調理胃氣」的效果而聞名。起初，「調胃承氣湯」已在功能性便祕、繼發性便祕和檢查前的清腸準備中，展現出顯著

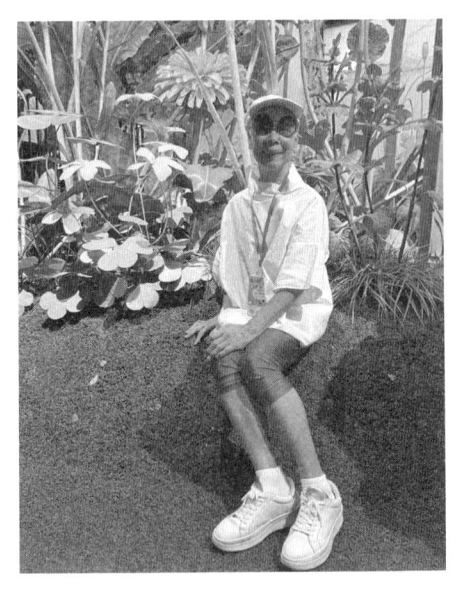

▲ 透過「腹內大掃除」，與讀者一同啟動幸福感。

的導瀉效果。後來有一些現代的醫家，針對古方進行了更新版，有了「調胃承氣湯」複方，進一步增強了其導瀉作用。這就是我們一方面要傳承古人的智慧，一方面也要創新。

在講究體內環保時，我認為「清除宿便」是便祕者最先要解決的問題。就像腸道裡有一座垃圾山，又臭又多，產生的毒素會汙染整個身體，影響了健康，加上它堵塞在體內，肯定要想方設法把它排出清除。

在《傷寒論》裡提到「豬膽汁方」：「大豬膽一枚，瀉汁，和醋少許，以灌谷道中，如一食頃，當大便出。」不過，只能點到為止，因為這是解決急病。從中醫的角度來說，唯獨身體出現緊急狀況時，才會進行洗腸，並且需要專業的醫師和護理人員來執行，同時配合使用一些外用藥，要注意避免腸道出血或者刮傷等。在平時想要清除宿便，方法不難，可以多喝水、多吃含高纖維的食物、正常作息即可。我一向主張用溫和的方式解決問題，盡量友愛你的身體，不要採用道聽途說的祕方或者激烈的手段，反而傷害了自己。

腸道健康，人就健康

人體有 7 成的免疫細胞都在我們的腸道內，只要大家顧好腸道免疫力，就能有效預防流感、肺炎、病毒。人會生病，大多數是腸內廢氣和廢物過多所致。母親和我多年研究體內的「氣」和「廢物」，相繼研發出「腹內大掃除」1.0 版和 2.0 版，我們想分享這個千年醫家不斷實驗和更新的「清體術」，讓大家在家裡和家人簡單操作，與腸道內的毒素斷捨離，消氣、排毒、減重一次完成，並且還能發揮緩解過敏、解除腸漏、診治慢性發炎等疑難雜症的作用。

「腹內大掃除」裡所採用的食材，例如白蘿蔔、山藥、梅子、紅薏

仁、芝麻等，都是來自大自然的草本，就是我常說的「大藥」，沒有化學成分，吃下肚沒有負擔和副作用，因此無論成年人或兒童都可以一起做「腹內大掃除」。

這是全家福的親子活動，也是假日可以做的健康活動。只要用心、專心、放心去做，相信你會被做完的效果啟動幸福感。這是我善意的設計。大自然充滿智慧，我們想要維護健康，就從大自然尋找最溫和的方法。

腸道不僅是很重要的排毒器官，更是最大的免疫器官，所以腸道的健康，是我們健康的基礎。近幾年來，大家流行吃益生菌，無非就是希望在腸道裡多養一些好菌，因為腸道中的菌群是決定腸道健康的重要因素，於是我想出了一個健康口訣，讓大家容易朗朗上口，把「腹內大掃除」當成全家最重要的健康活動。

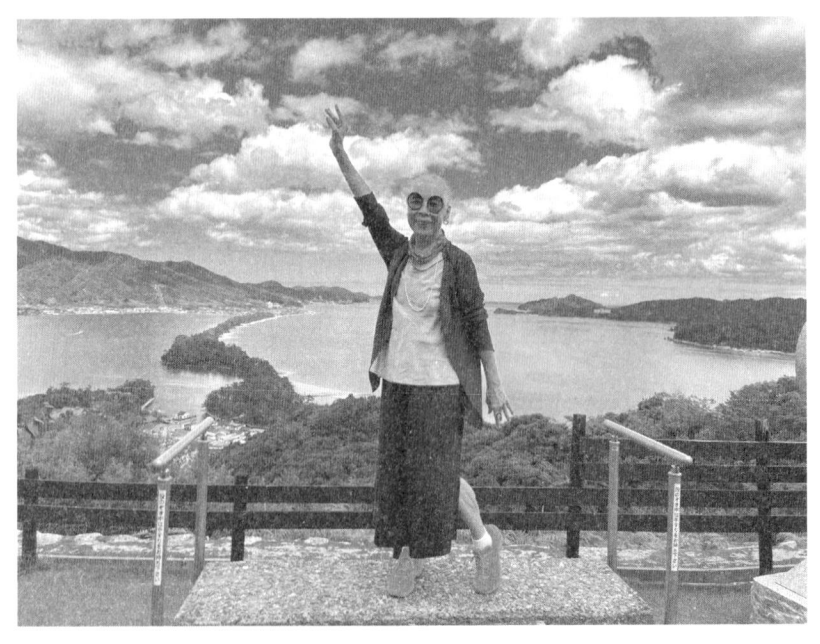

⬆ 親近大自然就是維持健康的祕訣之一。

一氣淬鍊千副藥,
打嗝放屁全消氣。
清理體內垃圾場,
消氣排毒又減重。

為何腸道很重要?
因為它是——
最大加油站、免疫大系統、毒素處理場。

史上最佳清體術,
就是腹內大掃除,
便祕口臭全消失,
肌膚健康又瘦身,
更有好腎好心肝。

莊靜芬 醫師 敬上

目次 • Contents

【作者序】
千年清體術的傳承，
從「腹內大掃除」做起／莊靜芬 醫師 …… 002

PART 1　史上最早的體內環保根據 …… 011

1. 動靜結合──《黃帝內經》的主張 …… 012
2. 最早的「健」、「康」解釋 …… 023

PART 2　歷經 2000 年醫家實證的清體術 …… 027

1. 清腸無滓──王充《論衡》的說法 …… 028
2. 一般便祕──張仲景《金匱要略》大黃甘草湯 …… 039
3. 習慣性便祕──張仲景《傷寒論》調胃承氣湯 …… 042
4. 消胃脹、助排氣──張仲景《傷寒論》半夏瀉心湯 …… 055

PART 3　身體如何「不生氣」、「不中毒」？…… 059

1. 生活像一條內褲，什麼屁都得接著 …… 060
2. 猝死者的胃充滿脹氣 …… 062
3. 屁和打嗝──體內廢氣的警訊 …… 066
4. 癌症和「氣」的關係 …… 075
5. 屁是老化的警報器 …… 079
6. 莊醫師的「腸內氣體健康、診斷法」…… 086
7. 進食和接觸造成體內的毒 …… 138
8. 如何阻斷體內的毒？…… 146
9. 好好放屁、屎來運轉 …… 150

PART 4　深藏不露的消氣、排毒食材 …… 161

1. **白蘿蔔**──消化腸胃中積食，促進脾胃氣行健運 …… 162
2. **牛蒡**──益氣活血，潤腸通便 …… 175
3. **梅子**──調氣解便救命良藥 …… 182
4. **萵苣**──清熱利尿千金菜 …… 188
5. **纖維素**──最佳清腸通便劑 …… 195
6. **紅薏仁**──排除體內廢氣天然寶物 …… 201
7. **黑白芝麻**──消氣雙嬌 …… 215
8. **海蜇**──消除胃氣小小兵 …… 222
8. **陳皮和橘絡**──時間淬鍊的珍寶柑橘 …… 231

PART 5 「腹內大掃除」清體術 …… 239

1. 為什麼要做「腹內大掃除」? …… 240
2. 成年人的「腹內大掃除」…… 243
3. 兒童的「腹內大掃除」…… 247
4. 「腹內大掃除」經驗談 …… 254

PART 6 莊醫師健康小補帖 …… 259

1. 日常清體食物建議表 …… 260
2. 肺與大腸互為表裡 …… 261
3. 健康象徵的風車 …… 263
4. 每週飲食紀錄表 …… 265
5. 活化細胞、排除脹氣、消除疲勞 …… 268
6. 在家中簡單配製消氣的生藥 …… 269
7. 暴飲暴食,會混亂消化系統 …… 271
8. 吃得對,孩子才能長得好、長得高 …… 274

【後記】
「腹內大掃除」和「消氣」的智慧／戴月芳 博士 …… 277

PART 1

史上最早的
體內環保根據

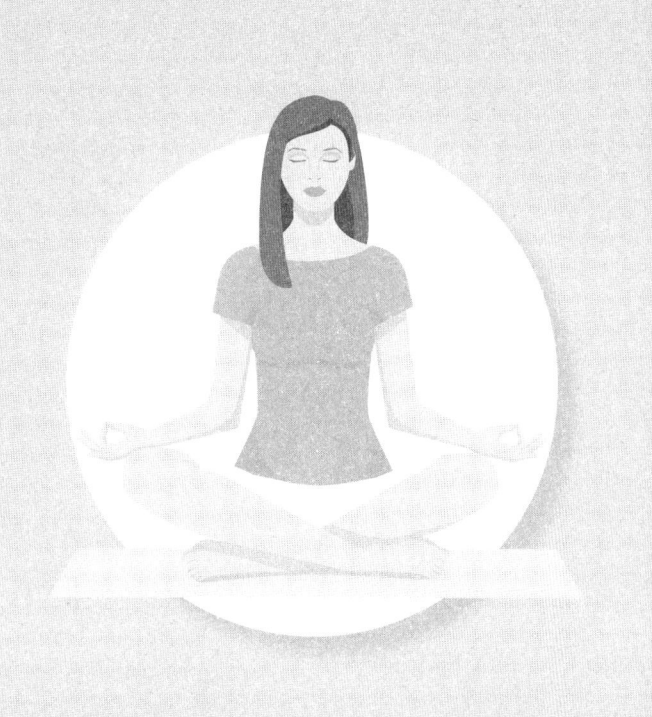

1

動靜結合
——《黃帝內經》的主張

　　現存最早總結秦漢以前醫學成就的醫書《黃帝內經》（簡稱《內經》），奠定了中國傳統醫學理論的基礎。這本經典醫學著作是黃帝和他的大臣們歧伯、雷公、伯高、俞跗、少師、鬼臾區、少俞等人，互相討論醫學的紀錄。而全世界最早出現預防醫學的觀念，也是在《黃帝內經》提出的。

　　《素問‧四氣調神大論》記載：「是故聖人不治已病治未病，不治已亂治未亂，此之謂也。夫病已成而後藥之，亂已成而後治之，譬猶渴而穿井，鬥而鑄錐，不亦晚乎。」這段話的意思是說，聖人不等疾病已經發生再去診治，而是在疾病發生之前治療，就好像是不等到亂事已經發生再處理，而是在它發生之前去治理。倘若疾病已經發生，然後再去治療，如同亂子已經形成，再去治理一般，也好像是已經口乾舌燥才去掘井，戰亂發生了再去製造兵器一樣，那不是一切都太晚了嗎？

　　從這段話可以明顯看出，「治未病」的重要意義。這裡中醫所說的「治未病」即是「養生」的意思，因此我們才說，養生等同於西醫的預防醫學。

　　此外，《黃帝內經》的《素問‧八正神明論》強調：「上工救其萌芽，必先見三部九候之氣，盡調不敗而救之，故曰上工。下工救其已

成,救其已敗。」這段話告訴我們,高明的醫師,既擅長未病先防,也擅長早期診治。《靈樞·逆順》也說:「上工,刺其未生者也。其次,刺其未盛者也。其次,刺其已衰者也……上工治未病,不治已病。」

認識「治未病」

如果想成為最棒的醫師,就要懂得先預防疾病,防患於未然。所以,唐代醫家孫思邈提出了「上醫醫未病之病,中醫醫欲病之病,下醫醫已病之病」的觀點,把疾病分為「未病」、「欲病」、「已病」三個層次。所謂「未病」,包括無疾之身、疾病隱而未發、發而未傳三層含義;「治未病」則對應三層含義:概括為未病先防(treating disease before its onset),已病防傳(disease prevention and transmission),既病防變(preventing disease from exacerbating)。「治未病」標誌著偉大的臨床醫學

表 1-1 治未病對應三個含義

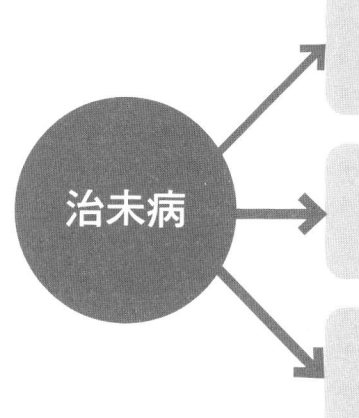

治未病
- 未病先防 treating disease before its onset
- 已病防傳 disease prevention and transmission
- 既病防變 preventing diease from exacerbating

意義和社會效益。對於病人而言，可以透過提高生活品質，創造更多的幸福與社會價值，同時還可以為社會省下龐大的醫療資源。

聯合國世界衛生組織（WHO）在西元 1996 年發表的〈迎接 21 世紀的挑戰〉一文中，明確西方醫學正從「疾病醫學」，向「健康醫學」發展；從重治療，向重預防推進；從針對病源的對抗治療，向整體治療邁進；從重視對病症的改善，向重視人體生態環境的改善進展；從群體治療，向個體治療往前；從生物治療，向心身綜合治療前進；從強調醫師診治作用，向重視病人的自我保健作用向前；醫療服務方面，則是從以疾病為中心，向以病人為中心推展。在文中，將健康的定義向大眾揭示包含了三個範圍：軀體、心理、社會。

所謂健康，不只是能吃、能睡、能說話、能思考、身上沒有病痛，而是還要能在社會上立足謀生，能與周圍的人群合得來，這樣才是健康者。如今，現代科技高度發達，生物醫學突飛猛進，軀體上的感染損傷醫治已相對容易，不過對頭腦的要求，也就是對知識的要求，卻愈來愈高，愈來愈難。所以，頭腦功能的相關問題日漸上升。現今，同時需要群體團隊的合作，也要兼顧激烈的競爭，這樣人際關係的處理，又提升到更高、更複雜的要求。一旦關係處理不好，欠缺社交能力，失去社會和諧，就不能稱為健康者。

動靜結合的養生原則

《黃帝內經》從陰陽五行、五運六氣、臟腑經絡、病因病機、診法治則、針灸方藥、養生預防等各方面，對養生和健康作了全面系統性的闡述。縱覽全書，涉及地理、哲學、天文學、季候、風水、曆法、陰陽、養生學、心理學等各個門類，確實是古代文化寶庫中的一部奇書。

養生，是指人類為了自身生存和健康長壽，根據生命發展的客觀規律所進行的保養身體、減少疾病、增進健康的一切物質和精神活動。《黃帝內經》在論述人們如何「盡終其天年，度百歲乃去」時，明確指出，要「和於術數」，此即《黃帝內經》主張的**「動靜結合」**的養生原則。

動和靜，是自然界物質運動的兩種基本形式；動靜合一，動中包含著靜，靜中蘊涵著動。人體生命活動始終保持著動靜和諧的狀態，維持著動靜對立統一的整體性。**《黃帝內經》從「形神合一」的生命觀為立**

表 1-2　《黃帝內經》主張動靜結合的養生原則

1　動養身形，靜養精神，形神共養，生命協調。

2　動靜相宜，是自然界和人體運動的形式。

3　動靜結合，以調養生命。

足點，主張「以靜養神、以動養形、動靜結合以調養生命」的養生原則。《黃帝內經》認為，動靜相宜，既是自然界運動的形式，也是人體運動的形式。動可養形，靜可養神，形神共養，生命活動才能統一協調。人體生命活動規律和支配萬物的自然規律一樣，都可以用動靜對立統一的觀點，來認識和對待。

《素問‧六微旨大論》指出：「出入廢則神機化滅，升降息則氣立孤危。」《素問‧至真要大論》又指出「清淨則生化治」與「靜則神藏」，說明了人體氣

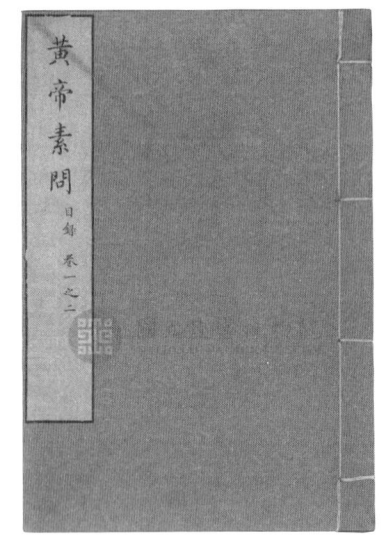

↑圖 1-1 《黃帝內經‧素問》。國立故宮博物院藏。

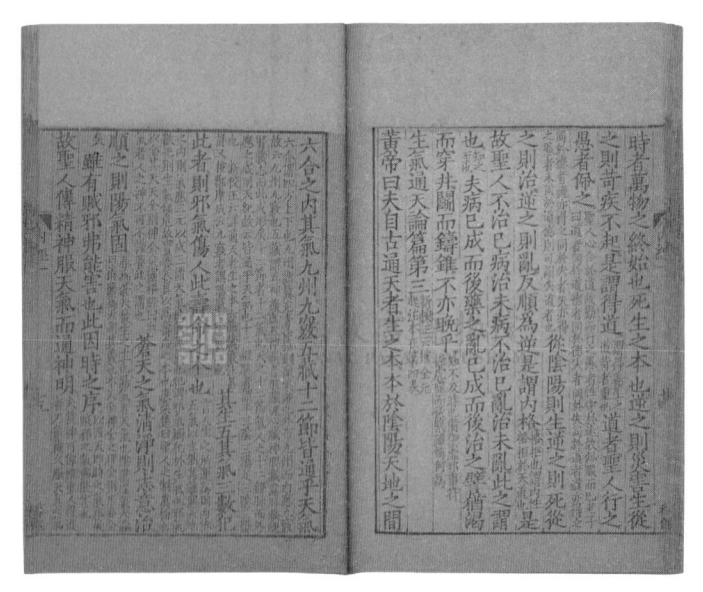

↑圖 1-2 《黃帝內經‧素問‧四氣調神大論》內頁。國立故宮博物院藏。

機升降出入的絕對運動和相對靜止，皆為新陳代謝所需。醫師必須順乎機體「動」與「靜」的特性，以精神和形體的動靜相宜，來調節生理活動。因此，**運動和靜養是中國傳統養生防病的重要原則。**

以現代醫學理論的角度來看，人群的健康狀態可分為三種：

一、健康，沒有病態，也就是人體處於沒有任何疾病時的健康狀態。
二、欲病未病態，也就是體內病理資訊潛藏的階段，或已經具有少數先兆症狀，但是尚不足以診斷為某種疾病。
三、已病未傳態，也就是人體某一臟器出現了顯著的病變，但病症尚局限在某一腑臟，尚未發生傳變的狀態。

了解亞健康

亞健康的概念最早出現於 1980 年代，由前蘇聯學者柏克曼（Berkman）提出，他稱為「第三狀態」，又稱「次健康」、「中間狀態」等。而人群中，真正處於「第一狀態」的健康者和「第二狀態」的患病者，所占比例在 1/3 之下，有 2/3 以上的人群處於「亞健康」的狀態。「第三狀態」處理得宜，則身體可恢復健康；反之，則成為病患。所以，對於亞健康狀態的研究，是新世代生命科學研究的重要部分。

在步入中年的人群中，亞健康狀態的比例大約有 50%。亞健康狀態多發生在 35 至 45 歲之間的腦力勞動者；癌症高發年齡段已從 50、60 歲提前到 40 歲，而且低齡化趨勢日益明顯。

世界衛生組織曾經對 1 萬名年輕心肌梗塞患者進行調查，最低年齡為 20 歲，80% 低於 30 歲，「30 歲的身體卻是 60 歲的血管」，低齡化

趨勢越加嚴重。根據臺灣4年一度的衛生福利部臺灣營養調查結果顯示，在2022年公布的「2017～2020年國民營養健康狀況變遷調查」結果中，整體而言，臺灣百姓營養攝取仍不均衡，有多種營養素仍然攝取不夠。《康健》雜誌分析調查報告，挑出4個缺乏的營養素，請專家剖析並建議飲食方式。從這一次營養調查中了解大家營養攝取的趨勢和狀況，其中缺口最大的營養素，請參閱表1-3。

表1-3 臺灣各年齡層缺乏的4大營養素

缺乏的營養素	如何補救
維生素D 全年齡層都攝取不足，瀕臨缺乏，其中以女性偏低。	多晒太陽，並搭配飲食得到充足維生素D：有研究發現，維生素D的來源40%來自食物、60%來自日晒，建議可以每天照太陽10～15分鐘並搭配飲食攝取，才可得到足夠的維生素D。天然食物方面，鮭魚、秋刀魚、貝類、日晒乾燥的黑木耳和香菇，維生素D含量高，也可以適度吃維生素D保健品。
鈣質 嚴重的攝取不足，其中以青少年和壯年均偏低。	尋找飲食替代方案：以鈣質為例，每日建議攝取兩份鮮乳（約500毫升）。如果有喝足，可以滿足一天一半的鈣質需求。根據調查發現，臺灣人乳製品攝取嚴重不足，每天能喝到一份的人竟不到兩成。不過，很多人有乳糖不耐症或是喝牛奶會腹脹，所以要尋找其他替代食物，深綠色的蔬菜如紅莧菜、菠菜、油菜、地瓜葉、空心菜等；堅果種子如黑芝麻、豆類的板豆腐等，都含有豐富鈣質。如果自製豆漿，可以加入黑芝麻一起製作。

缺乏的營養素	如何補救
維生素 E 青少年和銀髮族的攝取量都偏低。	維生素 E 是脂溶性維生素，須藉由食物中的脂肪來消化吸收。雖然維生素 E 通常被認為是單一的化合物，但其實它是一組 8 種脂溶性化合物。吃維生素 E 的最佳時間是飯後 1 小時內，或者隨餐一起吃也很好。如果搭配油脂同時攝取，吸收效果會更好。維生素 E 大多存在於堅果類、油類及深綠色蔬菜中，富含維生素 E 的食物有葵花籽、杏仁、榛果、巴西、花生、開心果、核桃、栗子、奇亞籽、亞麻籽、小麥胚芽油、葵花油、黑芝麻油、茶油、棕櫚油、大豆油、花生油、橄欖油、芡實、番茄、芋頭、菠菜、綠花椰菜、紅甜椒、青椒、蘆筍、南瓜、芥菜、羽衣甘藍、紅蘿蔔等。
膳食纖維 全年齡層不但沒有吃足，而且蔬果比例嚴重失衡。	有效吃足膳食纖維，五穀雜糧不可少：許多人為了減重避吃澱粉，反而使膳食纖維攝取量降低。地瓜、馬鈴薯、玉米等五穀雜糧可以食用，該避免的是糕餅、麵條等精緻澱粉。要吃到每日最少 25 克的建議攝取量，光是吃蔬果絕對不夠，一定要吃五穀雜糧才能達成。因此除了蔬果，可以多吃燕麥、糙米或地瓜等全穀雜糧，例如吃一碗 200 克的燕麥，不僅飽足感夠，還可以吃到 17 克膳食纖維。如果想喝一種同時補充鈣、維生素 D 和膳食纖維的飲品，可以在牛奶或豆漿中加入黑木耳、杏仁果或黑芝麻。另外，還可以加入枸杞增加風味。

動，則無疾

西方國家早在 20 世紀 70 年代就認識並開始關注亞健康問題，提出亞健康狀態是由於心理、生理、社會等綜合因素，導致人體的神經系統、內分泌系統、免疫系統整體協調失衡和功能紊亂所致。造成亞健康的主要原因有 4 個：一、人對健康的意識不到位；二、飲食不合理；

三、社會壓力大，心理平衡差；四、起居生活不規律。

道家中醫在防治亞健康的問題，則提供了相當完整的解決理論與實務。中醫強調「形神合一」、「百病皆生於氣」、「怒則氣上，喜則氣緩，悲則氣消，恐則氣下，驚則氣亂，思則氣結」的說法，情緒的品質會影響身心的健康，情緒刺激會導致正氣內耗，招致外邪入侵致病；在疾病過程中，情緒波動又能使疾病惡化。

在現代醫學上也證實，心身失調常源於負面情緒的累積，例如長期的高度緊張、心理壓力、憂鬱、悲哀等負面情緒的持續作用。心理刺激導致的心理改變主要是情緒異常，首先產生焦慮、憤怒、抑鬱等，之後出現交感神經、內分泌、免疫系統等一系列負向變化。而心情舒暢，精神愉快，則人體氣機調暢，氣血和平，對預防疾病的有顯著的功效。

《黃帝內經·素問·上古天真論》說：「恬淡虛無，真氣從之，精神內守，病安從來。」這句話就是指身心上能常保安定清靜的狀態，使真氣和順，精氣神內斂，就無從得病。透過有效的體育活動來鍛鍊筋骨，增強心肺功能與體質，也是「治未病」非常有效的方法。人如果長期不運動，往往是代謝症候群的元凶。

《呂氏春秋·盡數》指出：「流水不腐，戶樞不蠹，動也。形氣亦然，形不動則精不流，精不流則氣鬱。」而東漢名醫華佗告訴他的弟子吳普：「人體欲得勞動，但不當使極耳，動搖則穀氣得消，血脈流通，病不得生。譬如戶樞，終不朽也。」這段話告訴我們，身體應當要運動，只是不要使身體疲憊罷了。華佗也因此創造了一套模仿動物行態的五禽戲。

現代研究證明，運動可以活動全身肌肉、筋骨、關節，可以疏經活絡、暢行氣血，適當的運動是預防和消除疲勞的重要方法。我們希望**「今天的疲勞，今天消除」**，同時希望適當的運動使人心情舒暢。長期

的持續運動可以促進新陳代謝，增強體質，是預防疾病與從亞健康態回到健康態極有效的方法，例如伸展操、太極拳、易筋經、防癌操等多種健身方法，一方面能增強體質，提高健康水準，預防疾病的發生，另一方面對多種慢性疾病也有一定的防治作用。

前面提到「治未病」思想源自《黃帝內經》。歷代醫家對於「治未病」的思想和內容進行了繼承和發揚，在他們的著作中可以見到「治未病」的理論和應用，可見古人對於「治未病」思想的重視。

醫聖張仲景依循《黃帝內經》、《難經》的宗旨，在臨床醫學實踐中貫徹「治未病」思想，他在《金匱要略・臟腑經絡先後病脈證》中說：「見肝之病，知肝傳脾，當先實脾。」這是運用五行規律得出的治病防變的措施，是「治未病」思想——「既病防變」的具體體現。

唐代醫家孫思邈在《備急千金要方》中，提出用針刺預防中風的具體方法：「惟風宜防爾，針耳前動脈及風府神良。」元代著名醫學家朱丹溪在《丹溪心法》指出：「與其求療於有疾之後，不若攝養於無疾之先。蓋疾成而後藥者，徒勞而已。是故已病而不治，所以為醫家之法，未病而先治，所以明攝生之理。夫如是，則思患而預防之者，何患之有哉？」這段話提出了預防與養生的重要性。他每次為病人診治後，總要為病人講解「自我調養」的道理。

明代經驗豐富的針灸臨床家、針灸學集大成者楊繼洲，在其著作《針灸大成》裡也有以艾灸預防中風的詳細記載，例如「但未中風時，一兩月前，或三四月前，不時足脛發痠發重，良久方解，此將中風之候也，便宜急灸三里、絕骨四處，各三壯……如春交夏時，夏交秋時，俱宜灸，常令二足灸瘡妙。」

清代溫病學家葉天士根據溫病的發展規律和溫邪易傷津耗液的特點，提出對於腎水素虧的患者，應防病邪乘虛深入下焦，損及腎陰，在

治療上主張在甘寒養胃的同時，加入鹹寒滋腎之品，以「先安未受邪之地」，是「既病防變」法則的典範。

所以，根據中醫「治未病」的思想，採用中醫中藥的方法，在對於疾病的預防與既病防變方面，就顯出了巨大的優勢。簡言之，「治未病」就是「養生」，養生分有情緒、起居、飲食、健身、藥物、經絡六大方面的養生，其中比較有感覺的是飲食養生，正是所謂「以廚房代替藥房」。六大方面的養生方法，可參閱表 1-4。

表 1-4 六大養生分析

1	情志養生	氣虛者，大都出現精神不振，因此要避免煩心憂鬱，以免損氣傷身，影響健康。
2	起居養生	氣虛者，容易出現疲勞的現象。所以，應起居作息正常，今天疲勞，今天消除，避免過勞傷氣。
3	飲食養生	應以少量多餐，並選擇易於消化食物為主。可常食用紅薏仁、山藥米粥、人參等藥食兩用物品，藥膳例如紅薏仁紅棗粥、黃芪母雞湯等。
4	健身鍛鍊	氣虛者，身體容易虛弱，不宜運動過量，防止過汗傷氣。建議選擇活動量較小的運動，如健步、慢跑、伸展操等。
5	藥物養生	宜服黃芪、黨參、西洋參等補氣藥物。中成藥方面，頭暈疲乏、食慾不振、消化不良等脾氣虛者，宜選用補中益氣丸、參苓白朮散等。
6	經絡養生	選取手太陰肺經、足太陰脾經、足少陰腎經及其穴位推拿、艾灸、敷貼。

2

最早的「健」、「康」解釋

　　任何一個生命體的發展變化，始終處在一個相對平衡的自身更新狀態中。動為健，靜為康，動以養形，靜以養神，動靜結合，剛柔相濟，形神共養可以長壽，兩者相輔相成，從而保證了人體正常的生理活動功能。《易經》說：「一陰一陽之謂道。」、「剛柔者，立本者也。」在這裡，我做進一步說明，讓大家明白：

一、大地間所有事物的變化，都是陰陽相互對應的作用，在陰陽交錯的往來裡，陰退陽進，陽隱陰顯，互相運作，相輔相成，生生不息。明末清初大儒王夫之在《周易外傳》說道：「動靜互涵，以為萬變宗。」這主要告訴我們，事物的發展變化是「不息不滯的永運動狀態」，物質的運動變化是前無不生、後無不止的無始無終，闡述了運動和靜止的關係，所有事物在從此物而變成彼物的「推故而別致其新」的過程中，一直發生運動和變化，使整個宇宙充滿了無限生機。

二、陰陽互涵互根是宇宙萬物的基本原則，也是生命活動的真諦。宋代思想家周敦頤在《太極圖說》裡演化了他的宇宙觀：「無極而生太極，太極而生陽，動極而靜，靜極復動，一動一靜，互為其根；分陰分陽，兩儀立焉。」這段話主要在闡述宇宙從無到有的形成，在能量的有無對轉中，經由離心力與內聚力的

迴繞與平衡，奠定了時間與空間的系統。

三、運動和靜養是傳統養生防病的核心法則。「生命在於運動」是眾所周知的保健之道，它闡明運動可以鍛鍊身體各組織器官的功能，促進新陳代謝，增強體質，預防早衰。不過，日常中並非運動量愈多愈好，最好是適中、適量。

以我個人為例，我每天清晨率領路跑隊持續練習，但不過量，而平常我也從事文藝活動，例如聽音樂會、欣賞戲劇等，我力行動靜結合，形神共養。唯有做到動靜兼修，動靜適宜，才能「形與神俱」，動中包含著靜，靜中又蘊伏著動，動靜相互為用，才能促進生命體的發展。

從前述的說明，相信大家都理解了人體的生理活動、預防保健等，都可以用生命體的動靜觀點，去分析問題並指導實踐。從生理來說，陰形主靜，是人體的營養物質的根源；陽化氣主動，是人體的運動原動力。形屬陰主靜，代表物質結構，是生命的基礎；氣屬陽主動，代表生理功能，是生命力的反映。我們的五臟六腑也是這樣作用，例如心屬火，主動；腎屬水，主靜。唯有「水火既濟」、「心腎相交」，我們的身體才能保持正常的生理狀態。

實際上，人體有關飲食的吸收、運化，水液的環流代謝，氣血的循環貫注，化物的傳導排泄，其物質和功能的相互轉化等，都是在內臟功能的動靜運動協調下，順利達成任務的。所以，維持適當的動靜協調狀態，才足以促進和提高身體內部「吐故納新」的活動，幫助器官充滿活力，並且延緩器官的衰老進程。

表 1-5　史上最早對「健」、「康」的解釋

健康：動靜結合外，還要能在社會上立足謀生，可以合群共生。

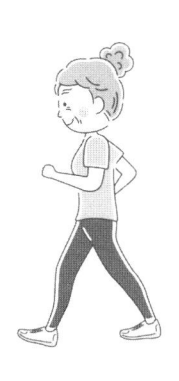

身體：動為健，運動可以養身形。

精神：靜為康，靜心可以養精神。

PART 2

歷經 2000 年
醫家實證的清體術

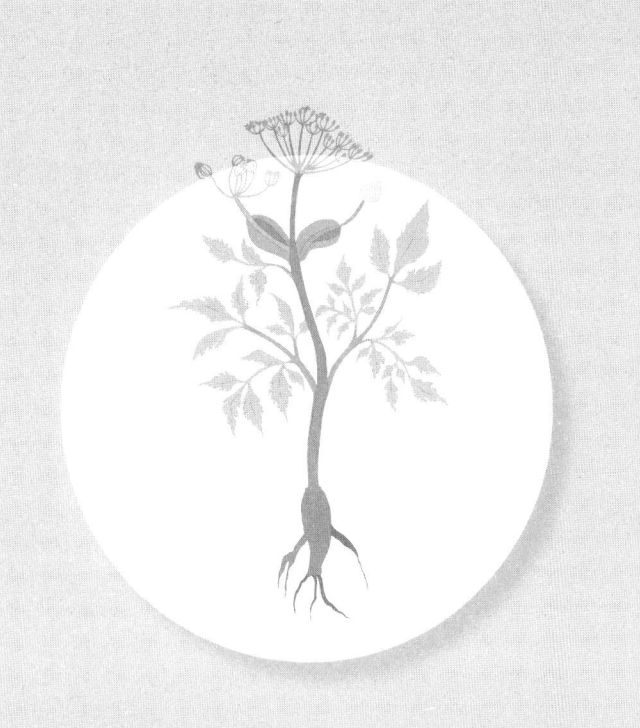

1

清腸無滓
──王充《論衡》的說法

　　東漢哲學家王充在他的著作《論衡》一書中寫了「欲得長生，腸中常清；欲得不死，腸中無滓」的16字箴言，這是中國傳統醫學裡的一道「養腸方」，其中「滓」這個字，是指停留在腸道裡時間較久的代謝廢物，也就是我們常說的「便祕」。它引發的兩個問題，反應在我們的臉部和腸胃。

　　如果你有便祕的經驗，就會發現發生便祕時，臉上容易長痘痘。這是因為一段時間排泄不出去的糞便，在體內累積逗留後，形成中醫說的「上火」症狀；加上這些廢物沒有順利排出體外，而腸胃日以繼夜不停的消化新食物，下面阻塞不通，上面運作不佳，等同讓壞的情況更加惡化，如此便祕的人胃口不好，肛門脹痛，十分難受。王充有所體悟，提出要做到腸胃「常清」、「無滓」的養生之道。

表 2-1　世界最早的養腸觀念

想要健康,經常清理腸道的廢物。

＋

想要長壽,腸道不要留有宿便。

→

東漢王充
提出世界最早的
養腸方

身體好與壞,都與腸道有關

相信大家不太了解,盤繞長達 6～8 公尺的腸道,竟然是我們衰老最先開始的地方。這是因為腸道是我們身體裡重要的消化吸收系統,營養從這裡吸收,毒素、廢物從這裡排出。根據研究,人體 90% 的疾病與腸道不潔有關,一天不排便等同抽了 3 包菸。腸道衰老帶來的最直接的問題就是便祕,腸道中最高能積存大約 6.5 公斤的宿便,大量的宿便堵塞在腸道裡,使得毒素、廢物無法及時排出,甚至被腸道當做「營養」重新吸收,於是導致膚色晦暗、斑痘叢生、口臭熏人,再加上因為腹部堆積了太多的廢油,使我們大腹便便,非常不健康。

第 2 天毒素

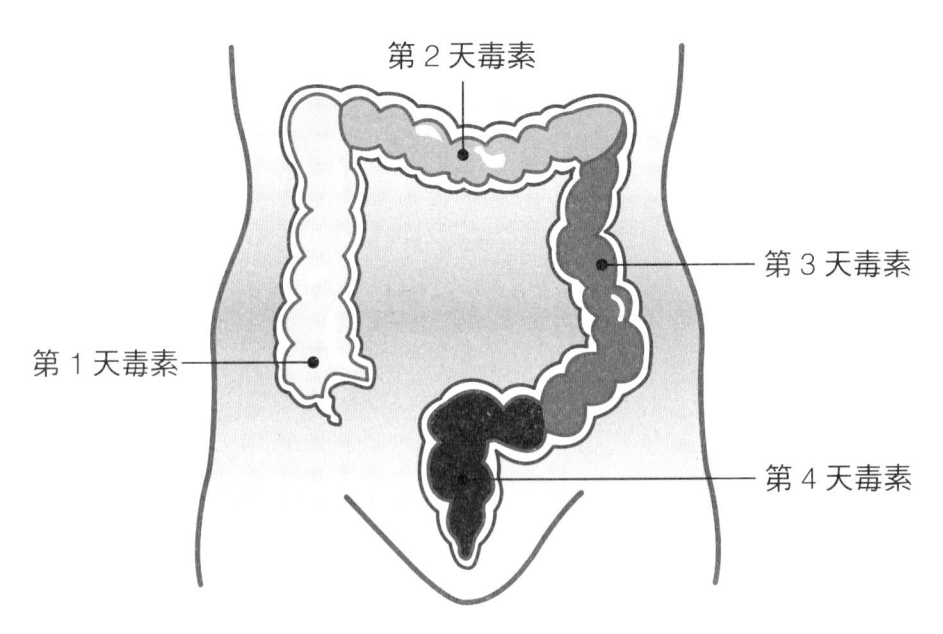

第 3 天毒素

第 1 天毒素

第 4 天毒素

⬆ 圖 2-1 宿便在腸道內，產生毒素 4 天的變化情形。

　　腸道向來有「人體的第二個大腦」之稱，也是體內表面面積最大的器官，除了是消化吸收的重鎮，更是免疫系統重要的運作場所。人們常說腸道回春可以保健康，點出了身體健康的源頭，就來自於腸道的正常運作。這個消化道的器官掌握了人體的吸收、毒素排出，以及免疫調解3 項任務。

　　我們吃下的每一口食物，經過消化之後會進入腸道，人體需要的營養主要都在腸道裡被吸收，不需要的殘渣則將形成毒素和廢物，排出體外。由此可知，腸道是人體內非常辛勞的器官之一，每天 24 小時負責消化、吸收人體進出的食物，來提供體內各器官和細胞需要的養分。請大家想像一下，假使腸道運作不佳或老化，體內的細胞當然也就跟著不

健康或衰老。如何讓我們的腸道維持青春有活力，是你我重要的課題，也是 2000 年來，傳統醫家提醒我們要注重的「清體術」。

日本腸道研究權威辨野義己博士在這幾年來一直提醒大家，腸道的健康和我們全身的健康息息相關，特別是大腸。大腸是最容易感知疾病的器官，腸道內含有千百種以上的細菌，包括好菌和壞菌，一旦這些細菌的平衡狀態遭到破壞時，就會造成免疫力下滑，對人體的健康形成不好的影響。

腸道菌的平衡狀態是如何被破壞呢？其實，幾乎是自己一手造成的！當你我不良的飲食習慣，在被忽視的情況下，日積月累，加上生活的壓力、工作的疲憊、運動量的缺乏，以及健康意識的薄弱，就會破壞腸道菌群的平衡；倘若腸道菌群顯現一片混亂的情態，失去了合理的平衡，就會加速衰老的速度，並且出現便祕、腹瀉、皮膚不光滑等現象。現在更有醫學專家學者提出研究的論述，腸道是否健康攸關失智、肥胖、糖尿病、失眠、睡眠品質等問題。所以，不要小看腸道的威力！

養成觀察尿液與糞便的習慣

以前，我經常和母親莊博士討論腸道的問題，我們希望以自然簡單的方式讓大家重視腸道，掌握身體健康的關鍵，所以我們提出「腹內大掃除」的主張，這是一種讓腸道恢復活力的做法。我們認為，觀察腸道健康的最佳場所就在「廁所」，因此從小到大，母親都會盯著每個子女上廁所，提醒我們要養成排便的習慣。她告訴我們：「想了解腸道細菌狀況的最佳方法，就是觀察自己的糞便和尿液。」好比說，每天是否排尿排便正常、是否順暢、形狀和氣味與顏色是否有異狀等，這是觀察腸道是否健康最基本的方法。

在一般情況下，糞便須成形，其中以香腸或鉛筆的形狀、顏色以淺褐色到深褐色為最佳；糞便若是像羊咩咩大便的顆粒狀、顏色從白色到黑色則不優；便味倘若非常惡臭，表示腸道在向你喊救命。至於每天排便的分量，女性須在 250 公克以內，男性須在 300 公克以內。

有些人誤會，最健康的尿液顏色是透明無色。事實上，透明無色的尿液也是一些疾病的警訊。從醫學的角度來看，正常的尿液顏色應呈淡黃色，比較專業的描述應該會說「比稻黃色再稍微淺一點」（pale straw）來形容這種健康的顏色比較貼切，因為尿液中含有尿色素（urochrome），因此和透明無色做比較，略帶黃色的尿液才是正常的。

此外，排尿的時間會產生不同的尿液顏色。如果是早上一起床排出的第 1 泡尿，顏色會比較黃，請不要過度緊張和擔心，這是正常的現象。道理很簡單，由於我們在睡覺無法補充水分，自然尿液的濃度會比較高，使得顏色也會比較深黃一些。

為了幫大家對尿液顏色有基本的認知，我做了一個表，讓大家明白異常的尿液顏色，代表哪些疾病的警訊，希望可以幫助大家及早發現、及早就醫，可參閱表 2-2。

每個人每天至少會上廁所好幾次，可以近距離觀察糞便和尿液情況的人，就是你自己。

有一次，我的病人告訴我，因為她看見自己的尿液呈現鮮豔的橘色，把她嚇壞了。隔天，她立刻到大醫院檢查，幸好是輕微的脂肪肝導致，醫師提醒她注意飲食方面的禁忌，後來就改善了。所以說，廁所是觀察身體健康最直接和最方便的場所。

我的家人、晚輩都已養成觀察糞便與尿液的習慣。同時，每日會在請安的時候，關懷長輩大小便的情況。特別是如今全球都已經步入老齡化社會，從小處留意身邊長輩的健康情況，就能減少生病造成的醫療成

表 2-2　尿液顏色代表可能的疾病警訊

尿液顏色	可能的疾病警訊
透明無色	尿液呈透明無色，極有可能是水喝太多了。如果不是，則有可能是尿崩症或腎功能不好的病徵。
亮黃色	尿液呈亮黃色，多半是因為服用 B 群或綜合維生素導致。
深黃色	尿液呈深黃色，大多數是發生輕微的脫水，只須補充水分即可改善尿色。
紅色或粉紅色	尿液呈紅色或粉紅色，如果不是因為食物或藥物引起，有可能是血尿，由腎臟病、腎結石、尿路感染、攝護腺疾病或鉛汞中毒等導致。
橘色	尿液呈橘色，如果不是吃下紅蘿蔔或地瓜引起，極有可能是因為肝臟或膽管異常而排出橘色的尿液。
黑色	尿液呈黑色，有可能是急性血管性溶血造成，這是惡性瘧疾的併發症之一，又稱「黑尿熱」（Blackwater Fever）。
乳白色	尿液呈乳白色，有可能是尿路感染的徵兆。假使合併排尿障礙、腰痛，請盡速到醫院就診。
深咖啡色	尿液呈深咖啡色，主因來自發生嚴重的脫水現象，而罹患肝腎疾病患者或罕見疾病紫質症患者，也會排出深咖啡色的尿液。
混濁色	尿液呈混濁色，凡是脫水、尿路感染或腎結石患者，排出的尿液都會呈現混濁色。

* 備註：如果無法判讀顏色，可請旁人協助觀察。

本，延緩老化的速度，這也是預防醫學或養生最好入手的地方。請各位時時關心自己，也關懷身邊的長輩，這也是我一直在推廣的「**簡單事，重複做**」的好方法。

萬一有一天便祕了，表示你腸內的壞菌產生了有害物質，透過大腸壁被吸收而循環到全身，對身體造成了不好的影響。還有由於年齡的增長，腸道蠕動會隨之變得比較緩慢，如果再加上你是不常運動的人，不注重腹肌的訓練，腸道的蠕動速度也會比較慢，很容易引起壞菌增多、好菌減少。我觀察到，這一類的人所產生的糞便或尿液排量很少，味道很臭。這也是我們會提醒大家，平常務必要多注意腸道的保健。

腸活，才能長活

這幾年來，日本的減重養生、美容生技產業大力推廣「腸活運動」，日本人稱為「腸活」，即「維持腸道健康」的意思。早在 40 年前，我和母親莊博士提出「腹內大掃除」的主張，**即是一種包括清理腸道的廢物和廢氣、維護腸道環境的系統化、習慣化的行動，還要搭配一些食物，進行清腸潔道的整理工作。**

在 PART 5 的章節中，我會詳細說明如何做，不必斷食。只要順著腸胃自然的蠕動，繼續食進食出的運作，既不會違背生理和心理的需求，也不會有任何副作用。

以莊博士和我為例，我們日常沒有山珍海味，口味清淡，不暴飲暴食，每一頓只吃 7 分飽，莊博士以 96 歲高壽無疾而終，我目前 84 歲（2024 年）仍然從事路跑的運動和輕鬆的藝文活動；我們在精神上不做過度激動的活動，因此始終維持健康和有活力的生活。

當朋友請教我，每天怎樣吃、如何活，才是最健康？我都回答：**盡**

量均衡飲食，攝取富含食物纖維的蔬果，補充適當的水分，做適合的運動量與按摩，吃發酵食物，睡好覺，過無壓力的生活。這些看起來很簡單、很好做，就是我平常說的「**簡單事，重複做**」。但是，朋友跟我說，這些做起來，必須要有堅強的意志力。我告訴他們，只要想到可以擁有最珍貴的財富，肯定做得到。殊不知，這些簡單的行動都可以維持腸道的健康。要知道，腸道是身體最大的免疫器官，它健康，整個身體自然就會健康！

近年來，我們從國家衛生研究院和一些民調報告，得知臺灣外食比例接近總人口的 70%，3 餐中以早餐和午餐的外食比例偏高，這說明了餐點烹飪的高度商品化，從家庭或個人勞務轉移為可外包的商品，而且突顯了「自煮」料理在家庭中的缺席。這也表示，為何近年來不斷發生許多食安問題，讓我們吃得很不安心、很不健康。

衛福部告訴我們，臺灣的大腸癌死亡率，每年有快速成長的趨勢，高居所有癌症發生率和死亡率的第 2 位與第 3 位，足見腸道健康扮演非常重要的角色，這也是我為何要撰寫這本書的最大目的。

日本是非常重視腸道健康的國家，根據日本厚生勞動省的統計報告，有 4 種人特別需要進行腸活──強迫排便的人、反覆出現便祕和腹瀉的人、常放臭屁的人、一日排便 3 次以上的人。我做成下頁的簡表，協助大家了解。

表 2-3　4 種特別需要進行腸活運動的人

種類	說明
強迫排便的人	強迫排便會對肛門和腸道造成壓力，假使努力約 10 分鐘仍無法排便，請勿再強迫，稍候再嘗試。抬腳的姿勢有助於排便：坐廁時，可以將雙腳放在矮凳上、墊高，來減少輕腸道的彎曲，幫助排便更順暢。
一日排便 3 次以上的人	假使一日排便 3 次以上，建議去找醫師，檢查是否腸道發生了問題。
反覆出現便祕和腹瀉的人	有些人因為腹部缺乏運動而發生便祕，也有人因為排便不順而過度依賴瀉藥，這些都是不健康的行為。請勿自行決定使用軟便藥或瀉藥，建議遵循醫囑使用。
常放臭屁的人	屁和吃下肚的食物，與腸道菌的活動息息相關，因為不同的細菌參與食物的分解和消化過程，才產生二氧化碳、甲烷、氫氣和硫化氫等組合氣體，因而發出不同的氣味。一旦腸道不健康，屁就會特別臭。

*備註：① 一日排便次數有時候因人而異，但可以自我檢視。如果密集在一段時間超出平常的次數，就需要求診。
② 所謂臭屁的濃度，可以觀察周圍的人是否難以接受，就知道濃度的高低了。

世界醫學之父、古希臘的希波克拉提斯（Hippocrates，前 460～前 370 年）告訴我們：「百病始於腸道。」以上 4 種腸道不健康的人，建議以積極正面的態度去調整。最好先去請教醫師，再以適當的生活習慣維持腸道的健康，並參考 PART 5 介紹的「腹內大掃除」作法，藉由調整生活方式和飲食，達到腸活的目標。

認識小腸

現在,我們來說說小腸的結構和運作。小腸是專門負責消化吸收,它連接著胃和大腸,分為上段的十二指腸,中段的空腸,以及下段的迴腸,每一段負責的工作各有千秋。小腸的內壁有絨毛和微絨毛,增加了吸收的表面積。由於小腸精巧的結構,促使它成為人體內吸收養分最有效能的部位。

一、**十二指腸**:專門吸收鈣質和鐵質,也和空腸一起吸收蛋白質、醣類和脂肪。十二指腸是小腸的第一站,是小腸最短的部分,長約25～38公分。人類的十二指腸向左,動物的則朝前開口。它恰如其分的接受胃液、胰液和膽汁,為主人消化、吸納百川、盡忠職守。比方說,鈣質靠腸道微絨毛上的鈣結合蛋白,來協助鈣質的吸收。不過,食物中只有一小部分的鈣會被身體吸收,大部分則隨著糞便排出;至於鐵質的吸收則取決於腸黏膜細胞的含鐵量。當鐵質進入腸道以後,會跟裡面一種特殊蛋白結合,形成鐵蛋白,逐漸進入血液內。

二、**空腸**:專門吸收蛋白質、醣類和脂肪,而且有十二指腸在一旁協助。每當我們吃下富有蛋白質的食物、經過消化抵達十二指腸時,消化液立即展開工作,幫助蛋白質分解成胺基酸。這些胺基酸在小腸的上段十二指腸處,通過血液運輸而被吸收。醣類在腸道經過分解成葡萄糖形式的單醣後,才能被小腸上皮細胞吸收,而在腸黏膜上皮細胞,則有一種特殊的轉運體蛋白,它把葡萄糖和半乳糖從小腸運送到血液裡。脂肪在小腸裡則被膽汁乳化成小分子,然後被消化酶分解成脂肪酸和甘油,變成人體能用的形式進入小腸細胞,再運送到淋巴系統,最終進入

血液循環。

三、**迴腸：**專門吸收膽鹽和維生素 B_{12}，這些是在十二指腸和空腸中沒有吸收的營養素，包括小分子如維生素 B_{12}、膽鹽與一部分水分和電解質。迴腸的內壁有大量的微絨毛，增加了吸收表面積，因此可以產生效能，充分吸收營養素。

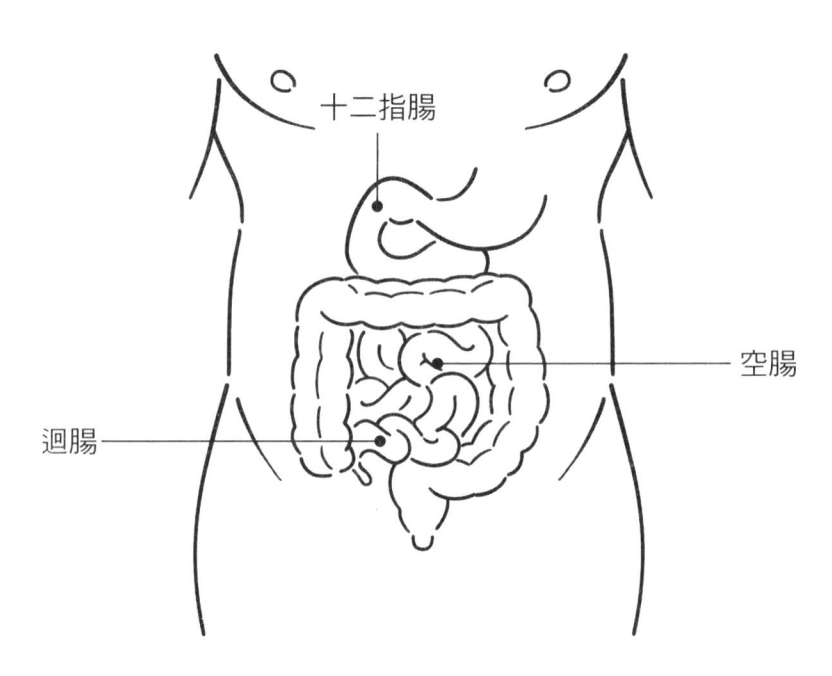

↑ 圖 2-2 小腸主要結構圖。

2

一般便祕
──張仲景《金匱要略》大黃甘草湯

東漢名醫張仲景的傳世名方《金匱要略方論》，簡稱《金匱要略》，是一本中醫臨床經典著作，為《傷寒雜病論》的一部分，主要內容為雜病項目。《金匱要略‧嘔吐噦下利病脈證治》提到以「大黃甘草湯」主治便祕：

食已即吐者，大黃甘草湯主之。大黃四兩，甘草一兩。上二味，以水三升，煮取一升，分溫再服。

所謂「食已即吐」，表示吃下食物不久，立即嘔吐。因為胸膈胃有熱、痰氣鬱結、飲食停滯、瘀血內蓄等引起，又為噎膈症狀之一。文中提到的大黃甘草湯，具有瀉火通便的功效，主治食已即吐者，臨床用在各類疾病併發的嘔吐或便祕、重症急性胰腺炎、膿毒症腸功能障礙、急性五官科疾病，例如急性喉炎、扁桃腺炎、牙齦炎、急性中耳炎等，屬於胃中積熱者。

大黃甘草湯

用法用量 大黃4兩,甘草1兩。以水3升,煮取1升,分溫再服用。
功　　能 瀉火通便。
主　　治 主治食已即吐者,用在各類疾病併發的嘔吐或便祕的人。

　　本藥方原治胃有實熱、大便祕結的食後即吐者。實熱壅滯胃腸,腑氣不通,大腸傳導失常,導致大便祕結不通;胃氣不得通降,而且火性急迫上衝,所以才會吃了食物之後,沒多久立即嘔吐,吐勢急迫;舌苔黃,脈滑實為胃腸積熱的體徵。本藥方的大黃苦寒,瀉熱通便,蕩滌腸胃實熱積滯,可以解除積滯,腑氣暢通,則嘔吐便會停止,中醫稱為「君藥」。甘草性甘溫,和中益氣,潤燥緩急,可以制大黃的峻烈,使祛邪不傷正,中醫稱為「臣藥」。大黃和甘草互相搭配,能清、能下、能通,解毒且不傷正,使實熱火毒隨大便離去,因此便祕者可服用,食入即吐者可服用,多種疾病辨證為實熱、火盛、毒聚、瘀滯、便結而正氣未虛者,均可加減服用。

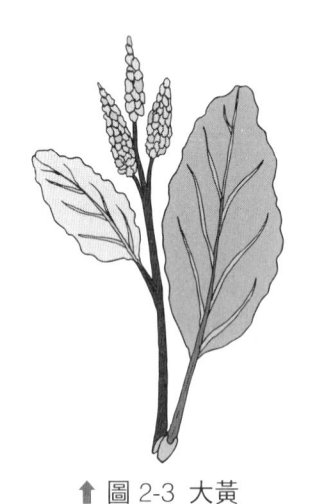

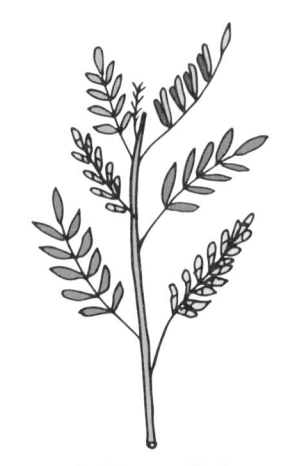

↑ 圖 2-3 大黃

↑ 圖 2-4 甘草

大黃的藥性

- 具有清熱利尿、瀉下、止血、活血化瘀、清熱解毒、降氣、清熱涼血、清熱瀉火等功效。
- 清熱利尿,可以治療實熱便祕、積滯腹痛、瀉痢不爽、溼熱黃疸。
- 瀉下,可以治療熱結便祕、實熱結而兼氣血虛虧、脾陽不足、冷積便祕、溼熱痢疾初起、食積腹痛等症。
- 止血,可以治療血熱妄行所導致的吐血、衄血等症。
- 活血化瘀,可以治療產後瘀阻腹痛、惡露不盡、瘀血腫痛等症。
- 清熱解毒,可以治療實熱便祕、積滯腹痛、瀉痢不爽、濕熱黃疸、血熱吐衄、目赤、咽腫、腸癰腹痛、癰腫疔瘡、瘀血經閉、跌打損傷、水火燙傷等。
- 降氣,可以治療腹痛、脹氣、嘔吐等消化系統問題。
- 清熱瀉火,可以降低因感染所致發熱患者和動物的體溫。

甘草的藥性

- 性味甘平,歸脾、肺、心經。具有清熱解毒、補氣、瀉火、止咳化痰、潤肺、生津止渴、補血、活絡止痛等功效。
- 可以治療熱毒瘡瘍、咽喉腫痛、藥物中毒、心氣不足、脾氣虛弱、熱毒發熱、口渴、咳嗽、痺痛、泄瀉、咽喉腫痛、口腔潰瘍、肺熱咳嗽、痰多氣喘、咽喉腫痛、口瘡、胃炎、十二指腸潰瘍等症狀。
- 平常中醫師用在各類疾病併發的嘔吐或便祕、重症急性胰腺炎、膿毒症腸功能障礙、急性五官科疾病如急性喉炎、扁桃腺炎、鼻衄、牙齦炎、急性中耳炎等屬於胃中積熱者。
- 兼有食滯者,加山楂、神麴、麥芽以消食化滯;胃熱甚者,加黃連以清瀉胃火;胃寒者加高良薑、吳茱萸以溫胃散寒;腹脹明顯者,加枳實、厚朴以行氣消痞除滿;呃逆甚者,可加旋覆花、代赭石以降逆止呃。
- 特別提醒虛寒性嘔吐、冷積便祕與腸燥津枯便祕的人,不適合服用。服用前,最好先請教中醫師。

3

習慣性便祕
──張仲景《傷寒論》調胃承氣湯

醫聖張仲景在《傷寒論》第 248 條，主張以「調胃承氣湯」來診治習慣性便祕：

太陽病，三日，發汗不解，蒸蒸發熱者，屬胃也，調胃承氣湯主之。

關於承氣湯的系列，出自於《傷寒論・陽明病篇》全篇：

- 大承氣湯：大黃 4 酒洗、厚朴 8 兩、枳實 5 枚、芒硝 3 合。
- 小承氣湯：大黃 4 兩不炮製、厚朴 2 兩，枳實 3 枚。
- 調胃承氣湯：大黃 4 兩酒洗、甘草 2 兩、芒硝 1 克。

以上 3 種承氣湯都是主治便祕，須請中醫師根據每個人不同的病況來調配、選用。

調胃承氣湯

用法用量 去皮的大黃 4 兩（用清酒洗）、炙甘草 2 兩、芒硝 1 克。共 3 味，以水 3 升，煮取 1 升，去除雜質，保留藥液，最後放入芒硝，再次煮沸即可關火，少量溫服即可。

功　　能 和胃順氣，泄熱通塞。

主　　治 習慣性便祕。

習慣性便祕的分類

什麼是習慣性便祕呢？記得我小時候，母親莊博士就訓練我和哥哥、姊姊與弟弟，每天早上 7 點排便的習慣。她告訴我們，宿便是萬病之源，假設大便在大腸逗留過久，人體會吸收毒素。60 歲以上年長者發生便祕的情況特別嚴重，主要因素是年紀大，腸胃蠕動比較緩慢。如果可以在每天早上 5 點到 7 點把大便排乾淨，才是一天健康的開始。

所謂的慢性便祕有因疾病而引起的「器官性便祕」，又稱為「症狀性便祕」，還有因腸功能低下所引起的「功能性便祕」，又稱為「習慣性便祕」。習慣性便祕可分為以下 3 種：

一、**弛緩型便祕：** 由於大腸運動機能降低，糞便通過腸道的時間增長。內核心呼吸會增加腸道的收縮力量，促使大腸排便機能提升。大多數因為飲食、排便習慣不當所引起，以及攝取纖維食物不足、運動量不夠、壓力太大等原因造成。

二、**痙攣型（抽筋）便祕**：這是因為大腸攣縮或蠕動亢進，使得腸道內容物輸送和排便滯礙，一般會伴隨腹痛。大腸急躁症的病人會出現痙攣型便祕，有慢性腹痛和排便異常的情況。病人的腸道感受力比較差，持續焦慮，因此抗壓力也差。

三、**直腸型便祕**：這種便祕是由於糞便抵達直腸、卻沒有催促便意所引起。主要原因來自於壓抑便意的習慣而產生，或者有些人習慣性使用瀉劑，使得和排便反射有關的神經產生障礙。由於肛門的內擴約肌為平滑肌，由自律神經管理，持續的緊張會引起便祕；肛門的外擴約肌為骨骼肌，可由意志控制，由於過度壓抑便意，導致括約肌持續緊縮，遂而不順從排便反應的指揮，因而造成便祕。

有人問我，一天排便要幾次才算正常？這是一個好問題！每個人一天吃 3 餐，標準的排便次數應該「一天 3 次至三天 1 次」。如果以小時計算，腸胃道正常轉移時間的範圍約為 18～48 小時；如果攝取足夠的水果、蔬菜、全穀類的膳食纖維建議攝取量，則糞便會較多又較柔軟，所以比較容易通過腸道。不過，如果缺乏膳食纖維、水、活動力不夠等，就會產生便祕的兆因。

大腸在大便形成中扮演至關重要的角色，透過回收體內水分（水分、膽汁、胃液、唾液等），讓累積在直腸裡的大便不會過硬、也不會過稀，如此才會形成健康的大便。萬一每天攝取不到「體重 ×30 毫升」的純水量，又習慣食用油炸、辛辣等重口味食物，來消耗身體內的水分，大腸在水分不夠的狀況下，就會開始從大便裡抓水，使得大便愈來愈乾硬，導致便祕。

我建議，習慣性便祕者可透過一天飲用 100～200 毫升的「黑棗

汁」來幫助排便，也可多吃地瓜、菠菜、海帶、香蕉、蘋果等高纖食物。蔬果、五穀類和豆類等高纖食物，有助減少身體吸收脂肪，增加大便體積，刺激腸道蠕動以促進排便，不僅能縮短毒素停留在腸道的時間，也可以使大便比較不會惡臭。

健康排便法，便祕遠離我

我們也經常聽到惱人的「腸躁症」，又稱為「過敏性腸道症候群」，這是指病人的腸道構造正常、但功能失常，大腸處於「激烈緊張急躁的情緒」，因而過度蠕動或蠕動不足，使食物通過速度太快或太慢，造成拉肚子、便祕、肚子脹、肚子痛等情況。絕大部分發生原因，都與壓力有密不可分的關係，因為心理的壓力會導致胃、腸道蠕動功能異常，或是腸道神經變得敏感而引發「腸躁症」。

我建議，可以透過運動來幫助減壓，除了增加腸道的抗壓性，運動時大腦也會分泌「快樂荷爾蒙」──多巴胺（dopamine），多巴胺對內臟血管（腎、腸繫膜、冠狀動脈）有擴張作用，能增加血流量，加速腸胃蠕動，與此同時可以幫助平撫過度亢奮的交感神經，降低焦慮、憂鬱與憤怒的情緒。只要整體的新陳代謝能力提高，就能加速搬運累積在腸道的廢物毒素，改善便祕，也有助減輕腸躁症狀況。養成每天做 20～30 分鐘、讓心跳可達 120 下的運動，如跳繩、快走、慢跑都是很好的選擇。不過，建議晚上 8 點以後不要做劇烈運動，可以做拉筋、伸展、散步、深呼吸瑜珈來代替，因為舒緩的運動會使四肢末梢放鬆，避免血液集中在大腦，同時要放鬆中樞神經，晚上才能睡得好。

記憶中，我和哥哥、姊姊與弟弟從小就被母親訓練每天上廁所，母親請我們想像一下，每天吃進肚子的食物，經過吸收後，有一些廢物要

排出體外。如果沒有定時排出，就像肚子裡囤積了一座非常惡臭的垃圾山，會不斷腐蝕我們的身體，所以排出毒素和廢物，與均衡飲食是同等重要。

我把我和家人平常的排便法，在這裡和大家分享，我希望大家每日高興做、簡單做，試想一下排便後的輕鬆愉悅感，可以帶來無限的健康和放心。晚輩要時時查看和關心長輩排便情況和形狀，長輩也要做示範給晚輩學習，這樣全家人都可以享受順暢排便的福祉，多棒！

表 2-4 莊醫師健康排便法

步驟	做法
❶ 每天上廁所	常有便祕的人，自覺便意稍縱即逝，長久下來更難排便。建議養成規律如廁時間，例如晨起盥洗完，就可嘗試蹲一下廁所，培養便意。
*建議排便時間固定在清晨 5 點到 7 點。	
❷ 早起空腹，喝杯溫開水	有便意時，可喝杯 500 毫升的溫開水，刺激腸胃道蠕動，增加便意，尤其對改善大便乾結、難排出，更有正面幫助，且秋冬多喝溫開水，也有助身體各器官補充水分，減少氣候乾燥引起皮膚龜裂。
❸ 記得拿矮凳墊腳	如果有難解便的狀況，建議可倚賴物理原理，拿一張約 15 公分高的矮凳，將雙腳墊高，可幫助髖關節呈適度彎曲狀，改善排便。矮凳高度可視個人雙腿長度調整，採舒服的姿勢即可。

步驟	做法
❹ 雙手幫腹部按摩	可攤開雙手以肚臍為圓心，用手掌輕壓、順時針畫圓，不用刻意用力或是搓熱雙手。按摩時間的長短，也視排便狀況調整即可。
❺ 常吃蘋果或香蕉	如果長時間便祕，建議多吃蔬果改善症狀，像蘋果和香蕉均富含山梨醇、果寡糖以及纖維，可幫助腸道益菌增生與刺激腸道蠕動。當早餐吃，也可建立早上排便的習慣。
❻ 專心上廁所，禁止玩手機、3C產品	上廁所最忌分心，尤其容易便祕者，若在排便時玩手機、看書等，恐會增加便祕症狀，且還會延長如廁時間。若每次上廁所時間過久，長期下來直腸靜脈容易曲張，恐引發痔瘡困擾。
❼ 不靠瀉藥	要改善便祕得從多吃蔬果、多喝水、多活動做起。嚴重便祕者，可先諮詢醫師，勿濫用瀉藥，以免造成腸壁反應遲鈍，難以正常排便，日後養成對瀉藥的依賴性。
❽ 多吃助便食物，搭配喝水	許多人因為吃太多烤肉開始便祕，大吃大喝後卻沒有排便，糞便堆積在腸道產生毒素，可能導致脹氣、口臭等症狀。建議可吃纖維含量高的黑木耳、能穩定神經的香蕉，或有豐富Omega-3的亞麻仁籽油，與能幫助消化的鳳梨，並補充大量水分、搭配腸道按摩，來改善便祕造成不適。

*備註：每個人的排便時間因人而異，但要每天維持排便習慣。

在上表中提到應多吃助便的食物，有哪些是助便食物呢？

一、**鳳梨可以緩解脹氣**：因為鳳梨含鳳梨酵素、維生素 C。鳳梨酵素可以幫助消化腸道過多的蛋白質，協助減緩脹氣，更具有減輕發炎症狀，呼籲可以一天吃一碗分量的鳳梨，在餐前吃作用非常好。不過，提醒有腸胃潰腸疾病的人，最好不要在空腹的時候吃。

二、**黑木耳的膳食纖維高**：想要助便、補充纖維素，黑木耳是首選，特別是乾燥黑木耳的膳食纖維含量很高，每 100 公克就有 6.5 公克膳食纖維。它富含水溶性纖維，可以穩定我們的血糖，幫助腸道好菌生長，促進腸胃蠕動，呼籲大家每天吃 3、4 片黑木耳，來幫助大家排便順暢。

三、**香蕉能安定神經，幫助排便**：容易對便祕感到焦慮不安的人，我會建議吃香蕉，因為它不僅僅含水溶性纖維，而且還有鉀、鎂礦物質，可以安定神經，使我們放鬆心情，幫助排便，呼籲一天吃一根。香蕉最好在餐前吃，可以加無糖豆漿打成果汁，在吃早餐時飲用，效果很好。

四、**亞麻仁籽油可以潤腸道**：假使你的腸道阻塞非常嚴重，建議在早上空腹時喝 15 毫升富含 Omega-3 的亞麻仁籽油，一方面可以潤滑腸道，另一方面是因為 Omega-3 具有抗發炎的作用。倘若你害怕聞到油味，建議可以拿來拌生菜沙拉吃。此外，多吃鮭魚和秋刀魚，也有幫助排便的效果。

無論吃多少通便食物，請務必記得補充大量水分。假使水喝得不夠多，會讓纖維停留在腸道中，反而更造成大便不通；同時，最好搭配腸道按摩，幫助蠕動。腸道按摩以肚臍為中心，順時針的方向輕輕畫圓，按摩 1 分鐘後，再將手掌內側放在肚臍上，由上往下輕推 20 下，也可

以促進排便。有病人因嚴重便祕而感到焦慮不安，使得症狀愈來愈嚴重。所以，建議面對便祕問題時，請先把心情放輕鬆，避免惡性循環，反而讓便祕更加嚴重。

便祕不算是疾病，而是一種症狀，屬於疾病的表現。一般人會認為排便過硬、排不乾淨、小腹脹痛等，就是便祕，但就醫學上而言，一週排便少於 3 次，才是便祕。

前面我提到有許多原因會造成便祕，習慣性便祕所形成的原因大致上為：

一、大腸蠕動變慢。
二、飲食攝取的纖維或水分過少，導致大便過硬。
三、長期久坐、臥床，活動不夠也會引發便祕。
四、環境改變，例如居住地改變、旅行、懷孕婦人等。
五、壓力，例如學生考試及工作壓力，也都會造成便祕。

除此習慣性便祕之外，還有 5 種相關因素：

一、大腸方面，例如大腸狹窄、大腸發炎或腫瘤、痔瘡、開刀所造成的沾黏阻塞等。
二、內分泌系統疾病，例如甲狀腺疾病。
三、帕金森氏症、中風、脊椎受傷。
四、服用抗憂鬱藥物、止痛藥（嗎啡）、胃乳片或鈣片。
五、大腸激躁症（腸躁症），都可能會造成便祕發生。

長期便祕對人體會帶來許多危害，像是會加重痔瘡、引起肛裂、甚至是導致直腸脫垂。在西醫方面，治療便祕通常會使用口服的軟便劑，如果情形比較嚴重，則會選擇甘油球、塞劑，更嚴重則需要灌腸。想要改善便祕，建議多吃含有纖維的食物，例如根莖類蔬菜、糙米或是麥片等，還需要有充足的運動、適當的紓壓、每天都要記得上廁所，有便意時，不要壓抑。倘若便祕情形嚴重的話，建議及早就醫。

孩子便祕了，怎麼辦？

　　為了健康，不少家長會將孩子的主餐，替換為纖維含量高的穀片、全穀糙米飯，或者在牛奶中加五穀粉等。適量攝取高纖維的健康食品，確實有利於腸道健康，幫助健康成長，但是對於容易便祕的孩子來說，假使纖維攝取過多，加上水喝得少，恐怕會加重便祕的症狀。

　　特別是已經有便祕症狀的幼童，要是纖維攝取過多，水喝太少，更易加重症狀。要觀察幼童有無便祕，可看幼童是否常在上廁所時哭鬧，原因在解出來的大便偏硬，造成肛裂出血疼痛；此外，如果幼童超過 3 天以上未解便，並且每次蹲馬桶時間超過 10 分鐘，也可能是便祕的高危險群。

　　想要順利排便，請掌握 3 大要素：**喝足水分、吃足纖維和適量的油脂**。攝取足量的纖維，雖然有助於糞便成型與腸胃蠕動，但如果缺乏水分代謝與油脂滋潤腸道，仍然容易讓糞便堆積在腹腔內難以排出，建議仍應攝取適量的油脂與足量的水分，例如可挑選苦茶油、橄欖油等植物性油脂入菜。

　　在補充水分上，容易便祕的幼童，最好喝足體重 5 ～ 10% 的水分。以體重 20 公斤為例，每天至少要喝 1000 ～ 2000 毫升的水。假使

孩子不喜歡喝水，家長可挑選孩子喜歡的水壺，增加小朋友喝水的動機。此外，也可隨身記下孩子的喝水量，作為督促孩子喝水的指標，如果喝到適量的水分，可以當眾讚美孩子。

幼童有便祕的現象時，可以適量攝取蜂蜜汁，有助於潤滑腸道的同時，也可補充水分助排便。或者，可選擇香蕉加優酪乳當作下午茶或點心。香蕉中的果寡糖有助維持腸道益菌運作，而優酪乳可補充腸道缺少的益菌，刺激腸道蠕動排便，對改善便祕都有幫助。

平時建議培養幼童固定排便的時間與習慣，例如每天早上起床後。要避免小孩上廁所的時間不固定，一出門反而容易鬧情緒，或者隱忍便意不上廁所。

假使小朋友蹲馬桶的時間太久，可以適當協助或指導孩子，借助手部按摩腹腔，有利增加腹壓來刺激腸道蠕動，讓排便更加順暢。萬一已改善飲食形態，也補充水分和水果，但是便祕還是反覆發作，我建議及早到醫院檢查，由醫師開立適當的軟便藥物治療，或者進一步檢查是否是疾病因素而引起。

摸摸身體笑一笑，人不老

每天，我一定會做的事，就是摸摸自己的頭、臉、眼、鼻、耳，還有對鏡子笑一笑。謝謝老天、父母和祖先，給自己有這麼美好的臉孔、身體和頭腦！

摸臉是一種安全、安心的行為反應，所以當我們的雙手保持乾淨的時候，我建議多摸摸自己的頭、臉、眼、鼻、耳。我發現，愛笑的人，在心境或外表都會比同年齡的人來得年輕，給人一種「慈眉善目」的印象。笑，會讓人保持年輕，還有減重、止痛的功能。當你笑的時候，會

用到整個臉部的肌肉，而這些臉部肌肉支撐著臉部的肌膚，也因此臉部的肌膚就很難鬆垮！

我常說，笑的時候也是在做有氧運動，特別是大笑時，讓人心跳加速，釋放出比較多的血液到其他的部位。妙的是，當我們笑的時候，身體有80組肌肉同時會抽動，還會鍛鍊到我們的腹部肌肉。如果一天裡累積笑的時間有20分鐘，相當於慢跑半小時；如果大笑1小時，就能燃燒100至120卡路里。所以，愛笑的人同時也減重了。

當我們笑的時候，大腦會釋放出腦內啡（endorphins），又稱安多酚。腦內啡是一種化合物，在大腦裡負責傳遞快感和止痛信息。在大笑時，「快樂荷爾蒙」血清素開始分泌，會降低憂鬱、焦慮情緒和緊張不安感。倘若，當我們有壓力或不好情緒時，即便「假笑」幾下，還是能刺激大腦的愉快中樞，因此建議如果遇到壓力時，可以「練習笑一笑」。

我主張每天輕鬆、簡單過日子，懷著一顆感恩的心，多摸摸自己的頭、臉、眼、鼻、耳，還有對鏡子笑一笑。在家裡，我經常笑，而笑容是會傳染的。當家人聽到我的笑聲時，腦部負責笑的區域會變得比較活躍，也會以笑來回應，因此家庭的氣氛就會變得很好。各位有沒有發現到，當你所處的團體裡，如果遇到一個人大笑，其他人也會跟著笑起來，也就是說——**笑能增進人和人之間的互動關係。**

在這裡我特別提醒大家，倘若你們在大吃大喝後產生便祕的情況，糞便的毒素和廢物累積、逗留在腸的含氮物質，容易被大腸的細菌發酵，產生毒素，長期下來可能會產生脹氣、口臭、血液循環不良、黑斑等症狀，而男性的中廣型肥胖、女性小腹凸出也與便祕有關。

有研究指出，嚴重便祕者可能會導致肩頸痠痛，過多糞便堆積在腸道也會擠壓到其他器官，使內臟偏移。請大家特別留意自己和家人的排

便情況，這也是古代醫家始終提醒我們要實踐的一種清體術。

張仲景研發的承氣湯系列出於《傷寒論・陽明病篇》全篇。他在煎煮方面非常講究，大承氣湯分3個階段煎煮：先煮厚朴、枳實，次煮大黃，沸後再放芒硝。如果不照此法煎煮，往往無法發揮藥效。厚朴性苦、辛、溫，主治燥濕消痰、下氣除滿，用於溼滯傷中、脘痞吐瀉、食積氣滯、腹脹便祕、痰飲喘咳。枳實性苦、辛、寒，主治破氣消積、化痰散痞，用於積滯內停、痞滿脹痛、瀉痢後重、大便不通、痰滯氣阻胸痹、結胸、胃下垂、脫肛、子宮脫垂。訶子性味苦、酸、澀、平，主治澀腸止瀉、斂肺止咳、利咽開音，用於久瀉久痢、便血脫肛、肺虛喘咳、久嗽不止、咽痛音啞。木香性辛味辛、苦、溫，主治行氣止痛、健脾消食，用於胸脘脹痛、瀉痢後重、食積不消、不思飲食、泄瀉腹痛。黃連性苦、寒，主治清熱燥溼、瀉火解毒，用於溼熱痞滿、嘔吐吞酸、瀉痢、黃疸、高熱神昏、心火亢盛、心煩不寐、血熱吐衄、目赤、牙痛、消渴、癰腫疔瘡、外治溼疹、溼瘡、耳道流膿。甘草性甘平，主治補脾益氣、清熱解毒、祛痰止咳、緩急止痛、調和諸藥，用於脾胃虛弱、倦怠乏力、心悸氣短、咳嗽痰多、四肢攣急疼痛、癰腫瘡毒、緩解藥物毒性、烈性。大黃性苦寒，主治瀉熱通腸、涼血解毒、逐瘀通經，常用於治療實熱便祕、積滯腹痛、濕熱黃疸、血熱吐出、目赤、咽腫、腸癰腹痛、癰腫疔瘡、瘀血經閉、跌打損傷。

在承氣湯系列，3款承氣湯在治療便祕方面，如果燥屎排不出，用芒硝軟堅，厚朴、枳實推動，大黃則刺激腸管，可以達到通便的效果。我自己研發出一道調理料理「靈菇益胃煲」，方便長期吃素者食用來改善便祕造成的不舒服。如果大家有興趣，可以參閱我另一本著作《跟古代名醫做料理，吃出好健康：根據病症，以古代內科權威張仲景傷寒論的藥方，調配出的50道獨家料理》（晨星出版）。

在飲食方面，如何消除便祕呢？我提供一個獨到的祕方：白芝麻，每1公斤體重使用0.5公克白芝麻，放在鍋內炒香即可。每天一大早空腹的時候，咬碎熟白芝麻再吞食，然後再喝1杯加蜂蜜的冷牛奶約100毫升。

以上推薦的祕方，必須每天早餐前連續食用，而且至少進行2週。同時需要與「莊醫師健康排便法」（請參閱頁46）互相搭配，效果更佳。這個祕方能使腸內充滿脹氣的人有效改善，順利排出健康的糞便。

4

消胃脹、助排氣
——張仲景《傷寒論》半夏瀉心湯

相信大家或多或少在日常裡，有過屁放不出來的經驗，說病又不是病，不知如何是好。有些人會放其自然消失，有些人會拚命吃蔬果讓腸胃通氣。我記得我和母親莊博士旅居日本時，她在擔任健康顧問期間，有一位田中先生來請教她，他約莫 50 歲，因為食慾不好，導致渾身無力，又便溏、腹脹、愛放屁，曾經到醫院檢查過，診治一段時間後，病情有些好轉，不過舊疾又已復發幾次，讓他十分困擾，因此透過朋友的介紹來請教母親。那時候，田中先生的情況已經相當嚴重了，大約有 6 個月的時間，肚子裡全是氣，明明想放屁卻放不出來，有口難言。每吃完中餐後，腹脹感特別強烈。再加上由於他有食慾不振、口苦、打嗝、口臭等情況，使得他的精神不振，有社恐症，不想和人接觸，日積月累下，經常失眠。

半夏瀉心湯的實證病例

母親在聽完田中先生的描述之後，加上中西醫的整合判斷，發現他脈沉有力，右側關脈虛弱，舌苔白潤微黃，且他的身形屬於矮胖型。因此，母親建議他可以服用張仲景在《傷寒論・太陽病中篇》第 96 條條文提出的「半夏瀉心湯」，來改善他的情況。他服用了 50 劑左右，告

訴母親，他每天排便時會放屁了，而且變得想吃東西，平常午餐後的腹脹感逐漸消失，於是精力充沛，而且睡眠品質獲得改善。

　　事後，我和母親曾一起討論這個案例，以及張仲景研發的「半夏瀉心湯」。半夏瀉心湯的基本藥方組成是半夏 4 兩、黃連 1 兩、黃芩 3 兩、乾薑 3 兩、炙甘草 3 兩、大棗 12 枚、人參 3 兩，共 7 味，以水 1 斗，煮取 6 升，去掉藥渣後，再煎煮一次，取 3 升，溫服 1 升，一天服用 3 次。它原本是用來治療中氣虛弱，寒熱錯雜的病症；病徵主要是胃脹、想嘔吐、苔膩微黃、全身無力感覺倦怠、消化不良。這些症狀經常在罹患慢性胃腸炎和肝炎的病人出現。母親當時也請田中先生可以用黨參替代人參，效果更佳。張仲景是用藥奇才，以人參／黨參、乾薑、炙甘草、大棗來健脾散寒扶正，以黃芩、黃連來清熱，半夏消痞散結。各味藥材發揮作用，脾虛才能恢復，而胃熱得以平調，於是胃脹、氣滯、失氣不暢的現象，都一一被消除了。

　　在《傷寒論》中，我們看見治療胃病的和方，即是臨床上時常使用的治療胃病的方劑，比如說半夏瀉心湯。張仲景說，半夏瀉心湯治「心下痞」等病，「心下」指的是胃，因為胃在心臟的下面所以稱之；「痞」的意思指堵塞。心下痞用白話來說，表示胃部有堵塞感。《傷寒論》治療胃部堵塞的和方，即用半夏瀉心湯類，在藥方裡有分熱藥和寒藥。在這裡，我再舉另外一個案例，來解說半夏瀉心湯的作用。

　　有一位汪女士，平日有應酬飲酒的習慣，加上 3 餐不定時而有胃病，經過診斷是得了「淺表性胃炎伴螺旋菌感染」。她告訴我，她在用餐時感覺飯沒有往肚子走，我告訴她這是胃部發堵的現象。儘管不脹不痛，不過只要睡醒起床，就會感到噁心，甚至上廁所大便不成形，且黏在馬桶上；只要一吃涼麵就會拉肚子，胃更堵悶；晚餐過後，由於胃部堵悶而無法安眠。於是，她逐漸的因為不想吃東西，而變得身形消瘦。

我記得汪女士來就診時，一再向我強調她是胃寒，沒辦法吃涼的食物。那時候，我看她滿臉都是痤瘡，而且舌苔黃膩，這是胃熱的表徵，顯然是一個寒熱錯雜的胃病，寒熱交加。由於脾寒，導致她吃涼食會腹瀉，而且她兼有胃熱、痤瘡、舌苔黃等。張仲景所設計的半夏瀉心湯便適合用來治療這種胃病。我除了開西藥給她，也建議她可以嘗試服用半夏瀉心湯加味。大約一星期過後，她的大便成形了；服用 30 天後，病情也好轉了。

半夏瀉心湯經過更改，可以變化出很多藥方。例如，去掉乾薑、加上生薑，就成了「生薑瀉心湯」；加重甘草的用量，就成了「甘草瀉心湯」，可以治療腹瀉不止的「心下痞」。半夏瀉心湯和甘草瀉心湯也可以用來治療口腔扁平苔癬病，這是慢性的皮膚黏膜病變，和情緒因素有關，其病變多見於口腔內頰黏膜，其中以中年婦女病人居多。

表 2-5　張仲景的三種瀉心湯

半夏瀉心湯
調節脾胃不「生氣」。

生薑瀉心湯
用生薑佐乾薑和胃陽，以苦治熱，以甘補虛。

甘草瀉心湯
經典的消炎藥，可以益氣和胃，消痞止嘔。

我以前有一位日本朋友德川女士，她的兩頰內黏膜出現扁平苔癬約有 10 個月之久，如果用舌頭碰觸，會有異物感；如果受到冷熱刺激

時，苔蘚會加重，也出現消化不良的情形。所以，我建議她服用甘草瀉心湯，後來她告訴我，喝了之後病情有改善。可以說，半夏瀉心湯藥方是中醫臨床治療胃脹的常見配伍，特別是在治療胃炎的時候，時常會使用張仲景這個好藥方。

PART 3

身體如何「不生氣」、「不中毒」?

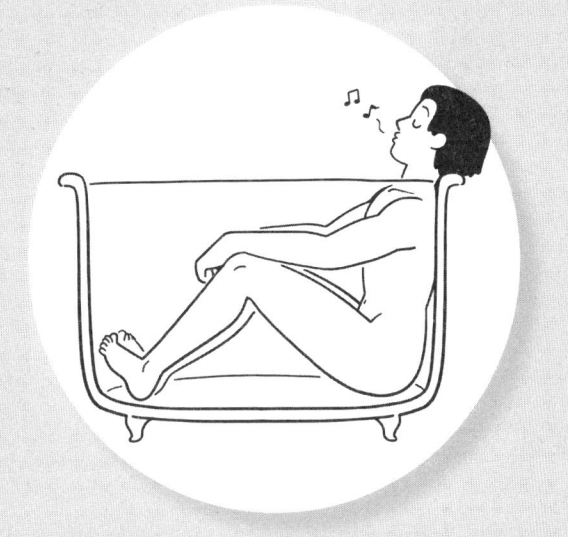

1

生活像一條內褲，
什麼屁都得接著

　　西方人常說，「生活像一條內褲，什麼屁都得接著」（Life is like a pair of underpants. You have to catch every fart.）。而日本人也有一句話說：「夫妻之間如果能包容另一半的『屁』，不會喊臭，那才是真正的夫妻。」可見得，「屁事」在我們生活裡，無形之中扮演很重要的角色。

　　記得我有一次到朋友家裡作客，她10歲的孩子突然放了一個響屁，她很不好意思責備孩子說：「有客人在，你怎麼這樣沒禮貌放屁呢？」本來我還擔心孩子會聽了不舒服，沒想到孩子很率真的回答：「你們大人不知道管天管地，管不了拉屎和放屁嗎？老師告訴我們，忍屁是不健康的事喔！」我和朋友當場忍不住笑了出來。孩子確實說的正確，不能忍禁放屁。

　　「屁」是腸內的廢氣，倘若無法順暢排除它，滯留在腸內，會壓迫到腸道周邊的神經和血管，就有可能成為萬病之源了。

　　中國式家庭醫學，以所謂「不老（健康）長壽」為最高理想，而且主張從日常生活來預防疾病。我常說「簡單事，重複做」，健康其實就是簡單事，但是我們卻沒有去重視它的實踐過程，反而天天去耗用這個健康存摺的數字，特別是把「屁事」當小事，有屁想放卻壓抑它。

朋友問我,如果當庭廣眾之下想放屁,妳會怎麼做?我告訴他們,就像想上廁所一樣,我會告訴身邊的人有內急,然後去找地方放屁。如果找不到廁所,只好找人少或無人之處放屁,絕對不要忍耐,健康是最重要的事,這是我的處理方式。萬一突然放屁,就坦蕩蕩向身邊的人致歉,相信他們會體諒的。

我對「屁事」的看法是——

無屁可放為上上之策,
有屁則放為中中之策,
有屁不放為下下之策。

這是我平日的健康法,各位不妨想一想,可以早日除去精神上的緊張或生理上的疲勞反應,輕鬆簡單去做,何樂而不為呢?

2
猝死者的胃充滿脹氣

近年來,我們從新聞得知,臺灣猝死者有年輕化的趨勢。為什麼會猝死呢?原因很多,其中和大多數人的生活習慣有至關重要的關係,例如腸胃的脹氣沒有辦法排出體外,成為滯留狀態。

有一位病人劉先生,半夜突然肚子痛,沒有發燒,不過上腹部痛到喘不過氣來,當時他的家人以為他得了膽石症、急性胰臟炎等,因為劇痛難以忍受,於是叫了救護車送醫。當醫師診治他時,他突然感覺腸子在蠕動,呼了一口氣之後,頓時放了許多響屁,把體內的氣一股腦兒排出來,結果肚子就不痛了。

滿肚子的氣,是一個警訊

如果你以為放了屁就沒事,那就大事不妙了,因為猝死的情況一般來說,都是這樣莫名其妙發生的。事後,劉先生的母親到我的診所看病時提到這件事,在我進一步了解劉先生的生活作息狀況之後,發現和我得知的日本猝死案例非常相似。於是,我請劉先生的母親務必要好好調整兒子的生活作息,3 餐要正常、且吃 7 分飽就好,不能暴飲暴食和吃宵夜。半年後,我在路上遇見他們母子並向我道謝,感謝我提醒他們,因為劉先生不但重拾健康,體重也減下來了。

為什麼我會向劉先生建議，一定要調整生活習慣呢？當時劉先生上腹部肚臍上方從右到左的橫行結腸，因為脹氣滯留而肚子痛到受不了，猝死者的病情也是如此。即使平日非常健康的年輕人，也會突然撒手離世，查不出死亡原因。所以，我認為劉先生一定要調整作息和飲食，否則他的猝死機率會提高。

我有這樣的危機意識，是因為母親莊博士在日本慶應大學醫學部藥理學臨床時，碰過幾個猝死的急診案例，雖然病人都有緊急搶救，但是仍有人在送醫的路途中就往生了。她為了澈底調查死因，經過死者家屬的同意後，進行解剖。她在打開了猝死者的大體之後，發現他們的腦、心臟、肺、血管等都查不出異狀，只能以「原因不明」結案。

抓出猝死的關鍵原因

母親心有不甘，很難認同死因不明。所以，她調出所有檢查報告，結果發現了一個共通點：這些病例都有胃部異常膨脹的情況。他們的胃裡面，平均有 1 公斤以上的食物，例如乾燥的綠色豌豆等豆類，在胃裡膨脹成 3 倍；魷魚或花生、炸烤食物、辣椒，以及沒有咬碎的煎餅類，也因吸收了啤酒的水分或胃液而脹大。發酵以後的氣體，促使鼓脹的胃袋脹成像一個大氣球，壓迫到心臟，使得心臟停止跳動，造成猝死。

接著，母親又懷疑，猝死者的體型、飲食習慣，是否也與猝死有相關的牽連。於是，她陸續訪問這些猝死者的親屬，其中發現了一個例子是一名 23 歲的男性，他們家兄弟 4 人，有兩個人都是猝死。根據死者母親的口述，這兩個兒子都是不喜歡吃早餐的上班族，平日因為工作非常忙碌和緊張，幾乎沒有辦法好好的吃一頓午餐，只能在晚餐攝取一整天的營養。所以，母親為了幫兒子補充營養，多半烹煮以肉為主的料

理，並且準備清酒或啤酒讓兒子多吃、多喝，幫助解除其工作壓力。如此一來，每頓晚餐都在大快朵頤之下，吃得很飽。工作的疲憊加上酒精的作用，兒子一吃飽就想躺下來呼呼大睡。就這樣日積月累，養成了他們不正常的生活作息和飲食習慣。

由於吃完晚餐後，沒有經過一段時間來消化食物便就寢，隔天吃不下早餐是意料中的事。如此的惡性循環，就種下了惡果的前因。如果前一晚睡眠不足，或過於疲累之下熟睡，腹內的食物會吸收胃液或水分而膨脹發酵成脹氣，促使胃袋脹大，壓迫到肺部和心臟，就會導致心臟停止跳動。而其他猝死者的生活型態和胃部腫脹情況，也都是類似的。

這樣的發現，讓我們總結猝死者共同的前兆是──工作或生活有壓力、睡眠不足、3餐不正常、晚餐暴飲暴食、缺乏運動，再加上頓時喝下大量的冰冷飲料，導致胃腸的蠕動相當的緩慢。長久下來，就有可能因胃脹氣壓迫心臟，造成猝死。

對獸醫來說，這是耳熟能詳的常識，也是需要緊急處理的病狀，他們稱這種胃裡脹氣的病為「鼓脹症」。他們看過牛在戶外吃飽青草後喝水，再回到牛欄裡吃乾飼料，結果青草跟飼料在胃裡發酵成氣體，而產生胃袋膨脹的情形。如果不加以緊急處理，就會發生猝死的遺憾。一般獸醫會馬上刺進5寸左右的中空針，消除脹氣後再動手術，取出腹內的食物。

同理可證，猝病送來的病人，假使上腹部已經脹到比橫膈膜高了，症狀像心臟病人一樣的話，需要先消除腹內的脹氣，這樣就有獲救的機會。因此，平常忽視放屁或打嗝的人，請多留意體內的氣，因為這些氣體和猝死是有關係的。

表 3-1　因生活習慣不良的猝死者，都有的共同前兆

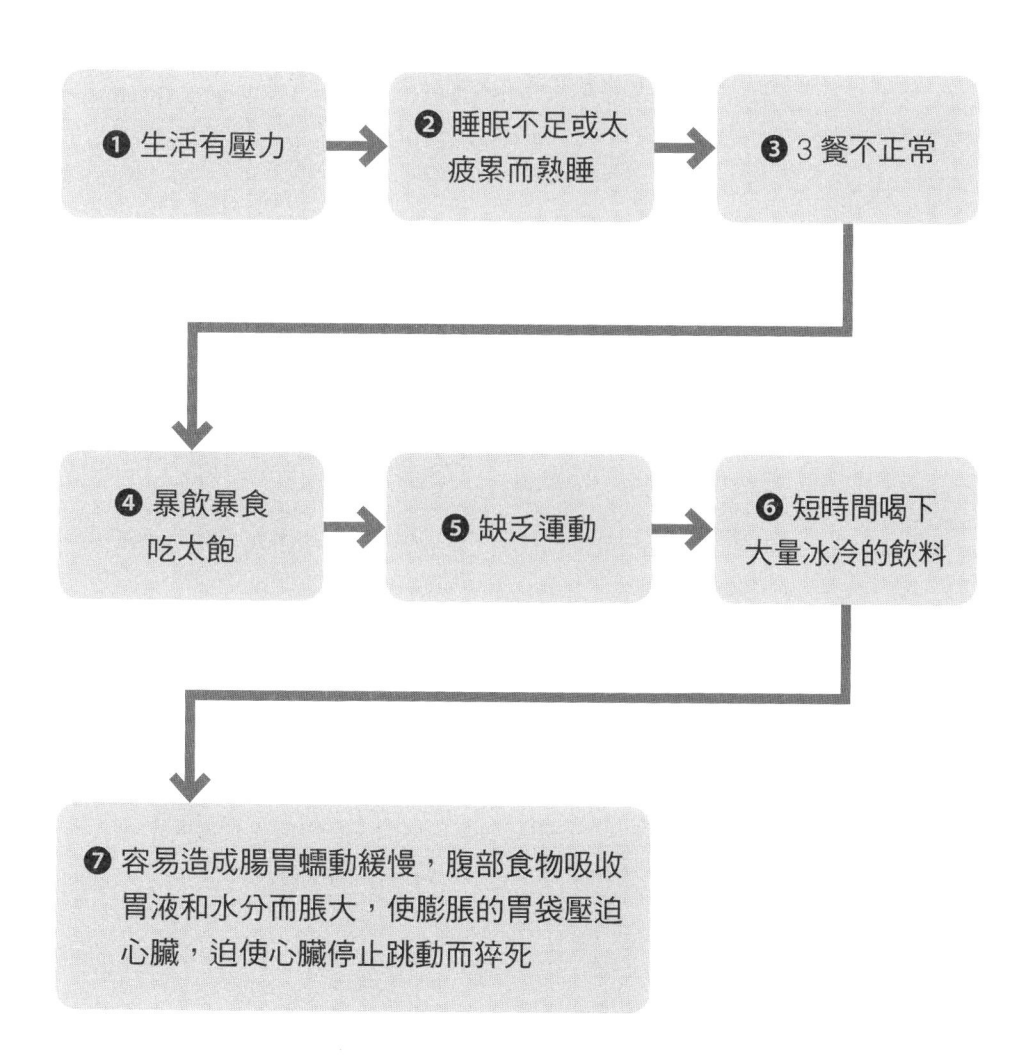

❶ 生活有壓力 → ❷ 睡眠不足或太疲累而熟睡 → ❸ 3 餐不正常

❹ 暴飲暴食吃太飽 → ❺ 缺乏運動 → ❻ 短時間喝下大量冰冷的飲料

❼ 容易造成腸胃蠕動緩慢，腹部食物吸收胃液和水分而脹大，使膨脹的胃袋壓迫心臟，迫使心臟停止跳動而猝死

3

屁和打嗝
——體內廢氣的警訊

　　如果讀者對於體內的廢氣——屁或打嗝，是萬病之源的主張有疑問，讓我在這一個章節詳細向大家仔細說清楚。

　　我們了解發熱、下痢，或者是體力衰退等顯著的症狀，是「已經生病了」的紅燈信號。如果能夠預先知道黃燈和綠燈的狀態，肯定能降低生病的機率。只可惜大家不是先知，沒有人說得準。至於疾病產生的原因，除了一些特定的疾病，已經知道根源來自細菌或病毒之外，很多疾病則是連醫師都無法斬釘截鐵的確定是什麼原因。

　　我從事西醫多年，我的外公和母親都是中醫師的背景，因此我們努力在中西醫學裡追根究柢，希望從大量的病歷和病人的病徵裡，有系統的爬梳出各種疾病的病因，找到病因之後，再往前追蹤病人的生活作息、飲食、體型與個性，就不難整理出身體是處於黃燈警示狀態或綠燈的健康狀態。

　　我們成立「莊淑旂基金會」的宗旨之一是推廣全民健康，從嬰兒到老年人都是我們關照的對象。我們一直在注意身體內的「氣」，這是指從嘴巴吃入食物，自進入消化器官後到成為糞便、尿液，再排泄到體外的過程中，所產生的廢物氣體。

健康亮黃燈的信號

為何這樣重視身體內的「氣」呢？這是因為從中西醫的角度和長期研究病人的大數據顯示，我認為滯留在體內的廢氣，由於在日常生活裡不易被發覺，於是人們經常疏忽了它所顯示的黃燈信號，而它確實以緩慢和漸進式的方式，在侵蝕與增加身體的負擔。

換句話說，脹氣促使我們體內某種器官的機能減低時，這一個器官就很容易遭遇外來的病原菌侵入而引起病變。好比說，因為臺灣的氣候潮溼又悶熱，大家很容易感冒，不嚴重的話，大約過了7天會康復。但殊不知，感冒起因於濾過性病毒進入體內，在體液中迷走，如果遇到抵抗力較弱的組織或者器官，就會立即侵入而演變成重大的疾病。

腸內的氣體也有相似的關係。於是，我和母親提出要「腹內大掃除」的主張。就像每逢過年前，家家戶戶都會主動打掃居住的環境，一則除舊布新，二則清理環境才能迎接日後的健康。我們的身體天天吃入食物和排泄廢物廢氣，多少營養和垃圾來來往往，這個皮囊需要你我貼心維護和清理，才能延緩衰老和維持健康。

性猝死

前面我有提到猝死的病因，其實在發生性行為時，也可能會猝死，即為「性猝死」，俗稱「馬上風」、「腹上死」或「胯下風」，為出血性中風的一種。這是指在進行性行為的過程中，因為太過激烈導致昏厥，甚至突然死亡。性猝死者都有潛在性心血管病或者中樞神經系統疾病，發病突然、死亡急速，一般在高潮過後30秒內，就會迅速死亡。

性猝死發生在中老年男性身上比較多，這是因為男性在性興奮中，

心率和呼吸都會顯著變快,而中老年人心血管大多數都有潛在的問題,因此發病機率自然也就增多。

倘若在腸內充滿氣體時進行性行為,或多或少沒有辦法達到完全的滿足感,而且滯留的氣體會導致頭重、頭暈,肩、背、腰痠或者性慾減退。假使胃部氣體膨脹,男性容易早洩或者中途失去性慾。下腹部有脹氣的人,性事後容易殘留強烈疲憊感,這是因為滯留在胃腸內的廢氣,壓迫了與性有關的生殖器官或複雜的神經系統,使得當事者反應遲鈍,成為無法控制的狀態。

假使在上腹部滯留廢氣的情況下進行性行為,體位一旦不當、壓迫到心臟,即有可能導致性猝死。因此,在飽餐後、飲酒後的性行為,不一定只有罹患心臟病的人須留意,腸內有廢氣的人也需要注意。這一部分極少被提到,所以我特別在這裡提醒大家。

體內的氣體是健康的警報器

從醫學的角度來看,頭重、肩膀痠痛、背疼、腰痛、手腳冰冷的症狀,大部分起源於胃腸內滯留氣體所導致。也就是說,胃腸內的氣體壓迫到肺部,使呼吸運動沒有辦法很自然的進行,從肩部到背中的肌肉,受到精神上或者生理上的壓力反應,形成肩膀痠痛。倘若壓迫到血管或者神經,則會形成皮下血行障礙、誘發冷感等症狀。

從這裡的描述,相信大家已經明白,體內滯留的氣體對身體健康有害處,體內的氣體會反應身體的健康情況。所以,我說它是身體狀況變化的警報器。

放屁是排出體內廢氣的過程,屁的主要成分有氮氣、氫氣、氧氣、甲烷和二氧化碳等,基本上 99% 的成分都是無味的物質,另外 1% 才是

表 3-2　每個人都需要知道的「屁」知識

健康的人，平均一天放 15 次的屁，會排出 0.5 公升的氣體。

腸胃脹氣是消化管道中，空氣和氣體混合而成，其實是消化過程中的副作用。

腸胃脹氣的成分：59% 氮氣、21% 氫氣、9% 二氧化碳、7% 甲烷、3% 氧氣、1% 其他廢氣。

「硫化氫」是讓屁發臭的化合物。

放屁時所排放的氣體，時速最高可達到 11 公里。

放屁是因為我們吞下空氣，屁通常是無臭味的。這時候屁的氣泡比較大顆，因為會製造出較大聲的響屁。

身體如何「不生氣」、「不中毒」？　PART 3　69

有惡臭味的物質，例如有如臭雞蛋味的硫化氫，有糞便氣味的吲哚和糞臭素（3-甲基吲哚），有刺鼻氣味的氨、揮發胺和揮發脂肪酸。

　　為什麼人體內會產生屁呢？這和我們吃下肚的食物有直接的關係。部分沒有被分解的食物，就會成為體內細菌的食物；細菌分解完所剩的食物後，產生了氣體；這些氣體隨著腸胃的蠕動，形成氣壓，於是就形成了屁。放屁是腸內氣體通過肛門的動作，如果沒有屁可放，就表示體內的毒素無法排出，腹部也會因為脹氣而非常煎熬。所以，長時間沒有放屁對身體是有害的。如果5、6天沒有放屁，請注意一下，是否身體某個部位發生了問題。

　　我聽過一則有關放屁的歷史故事。在戰國時期，魯莊公有一位妃子深受寵愛，所以在莊公面前沒有顧慮，行為放肆。有一次，莊公在款宴齊國的使臣時，妃子放了一個奇臭無比的悶屁，味道熏得使臣狂吐不止。此事傳到了齊國後，齊國人當成笑話流傳。往後為了避免醜事重演，其他國家都對後宮妃子的放屁，做出了詳細且嚴格的規定。到了秦代，後宮從王后以下，都禁止在朝堂之上放屁；王后可以在後宮的任意地方放屁，不過放屁必須回避秦王；而夫人不許在王后與秦王面前放屁，美人則不能在秦王、王后與夫人面前放屁；倘若一位夫人要避開王后去放屁，至少要相隔一扇門，相距30尺左右。在這個安全距離外，如果臭味仍熏到了王后，也不會受到懲罰。從這則放屁的歷史故事中，可以應證有屁還是要放出來，不要憋著。

　　一般說來，響屁不臭，悶屁奇臭，屁聲高低來自於屁的產生原因，和放屁時括約肌的鬆緊度。如果放屁時，括約肌呈緊繃狀態，則屁聲比較尖銳；如果括約肌呈放鬆狀態，則屁聲比較低沉。

打嗝的原因與治療

打嗝則是另一種體內氣體排出的方式。引發打嗝的原因很多，而且錯綜複雜。其中，以「吃進去」過多的空氣，是最為常見原因。以醫學解釋，打嗝是一種神經自主的反應，由於身體控制橫膈膜的膈神經受到刺激，導致橫膈膜肌肉收縮，與此同時聲帶緊閉，於是產生了「嗝」的聲音。膈神經從中樞神經，一直到橫膈膜走下來，倘若受到影響，就可能導致打嗝反應。

倘若僅是短暫的打嗝，民間有一些治療的偏方，通常有經驗的人會先嘗試。好比說，有一次我看見一位婦人頻頻打嗝，於是她拿一杯熱開水，緩慢的吹涼它。沒多久，她打嗝的狀況就解除了。不過，如果打嗝持續超過48小時仍然沒有改善，我建議還是到醫院檢查、請教醫師比較好。在肝膽腸胃科因為打嗝來求診的，通常以男性居多，這類型的病人經過統計，以工作壓力大、飲食速度太快、胃酸逆流等因素最多，引發打嗝不斷。在治療上，醫師會建議調整不良的飲食與生活習慣，而且針對胃酸逆流和精神壓力合併用藥。

在此我提醒大家，有一些打嗝的成因可能比較複雜。假使打嗝超過48小時以上還沒有辦法緩解，醫學上稱為「持續性打嗝」；超過30天以上，醫學定義為「頑固型打嗝」。通常這一類病人的胸腔、胸廓可能因為肌肉拉扯感到不舒服，伴隨而來的，可能連喉嚨、頸部也會感到不適，沒有辦法順利進食、喝水，進而影響工作和生活。這個時候，我會建議利用侵入性的檢查，例如腸胃鏡、抽血，或者轉介其他科別醫師共同找出病因，才能提供病人最好的診治。

在「頑固型打嗝」方面，我舉幾個例子讓大家了解。我認識一位王先生，他因為酗酒習慣導致長期營養不良，而引發了頑固型打嗝；另一

位陳太太有腎臟病導致電解質不平衡，因為低血鉀、低血鈉，經常抽筋，引起神經異常反應。還有因為藥物引發的打嗝情況，好比說麻醉用藥、鎮定劑、化療用藥、類固醇、一些巴金森氏症的用藥等。另一位汪老先生則是因為體內安裝了心臟節律器，其中的微弱電流刺激膈神經而引發打嗝。諸如此類的病案不勝枚舉，所以不要輕忽打嗝。

至於打嗝和癌症的關係，例如頸部到胸廓的腫瘤，有甲狀腺癌、食道癌，也會刺激到膈神經。除此之外，打嗝也牽涉到迷走神經的自主反射，推斷是中樞神經發生問題，好比說腦中風、腦部感染發炎、外傷或腫瘤等。

打嗝與生活習慣息息相關

前面提到打嗝的因素，是以吃進過多的空氣居多，在這裡我再和大家談一談，協助大家明白造成打嗝的可能情況。當我們在打嗝時，會感到一股嗝氣上湧，多半跟我們進食速度太快，邊用餐邊聊天而吃進太多的空氣有關。其他的小因素還包括嚼口香糖、口含錠、喝碳酸飲料、抽菸等行為，都會讓我們不自覺的吞入更多的空氣，引起嗝氣。甚至裝有假牙的長輩們，在飲食的時候可能因為假牙造成的不適，導致咀嚼功能不良，一邊進食，一邊咀嚼，還沒有完全咀嚼結束又吃進食物，結果吞入太多的空氣，促使想嗝氣。通常發生這樣的情況需要正本清源，先找牙醫師處理，再找肝膽腸胃科醫師。

如果打嗝情況輕微，我建議可以靠一些方法改善，好比說飯後多散步，促進消化，讓氣體向下移動排出。如果你們問我，體內的氣體往上嗝出好，還是往下排出好？我會回答：**氣體向下排是比較好的方向**。這是因為嗝氣可能排出的是食道中的氣體，或是來自胃部的氣體。假使從

豆類

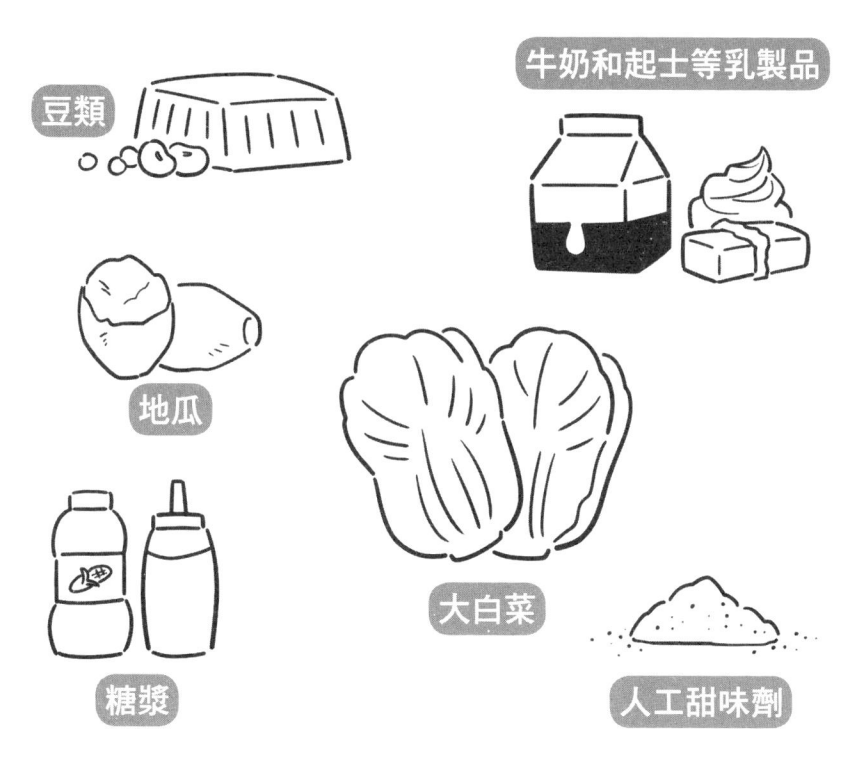

牛奶和起士等乳製品

地瓜

大白菜

糖漿

人工甜味劑

⬆ 圖 3-1 容易造成打嗝和排氣的食物。

胃上來的氣，含有揮發性的酸性物質，通過賁門到了食道，食道不像胃有黏膜保護，同時也很敏感，日積月累就會造成食道灼傷的情況，反而不好。

我經常告訴我的病人，無論是放屁或是打嗝，如果發生頻率太高，或嚴重程度大到造成身體不舒服時，請提高警覺，原因多半與自己的生活作息、飲食習慣、心理壓力有關。這是身體在向你們發出健康的警訊。這時候，一方面要積極找醫師就診找出病因，一方面改善生活習慣，例如用餐時間固定，不暴飲暴食，不吃太多，也不吃宵夜，細嚼慢嚥，專心飲食不聊天，少喝碳酸飲料和酒類等。飯後可以走動一下，讓

大家的腸胃恢復平衡的狀態。所以，我說：「讓腸胃平安，就能生活『不生氣』，多好！」

表 3-3　比較容易產氣的食物

種類	細項
蔬菜類	花椰菜、高麗菜、紅蘿蔔、白蘿蔔、大頭菜、大白菜、小白菜、芥蘭菜、洋蔥、蕈菇等。
蛋白質類	牛奶、羊奶、豆漿、豆腐、豆乾等。
澱粉	麵類、麵包、馬鈴薯、糯米、芋頭、玉米、蓮藕等。
水果類	西瓜、蘋果、柑橘類、果乾產品等。
飲料	碳酸飲料、酒類、咖啡等。
其他	含有寡醣、木糖醇的食品；油炸物、甜食等。

表 3-4　每個人都需要知道的打嗝知識

打嗝過久可能是疾病的警訊

❶ 和胃癌或食道癌等癌症有關

❷ 和胃潰瘍或胃食道逆流等胃病有關

❸ 和腦幹外傷或腦幹中風等腦疾有關

❹ 和腎衰竭等其他疾病有關

4

癌症和「氣」的關係

　　大家可能不知道，脹氣和癌症息息相關。奪走我外公和父親的癌症，經過母親莊博士與我的研究，證實與體內的「氣」相關。

　　我的外公是在我母親19歲的時候，因罹患直腸癌而病逝。他是一名中醫師，為了診治病人每天勞心勞力，經常飲食不定，又愛吃肉類、大蒜和辛香類的料理，而我的父親則是罹患肺癌病逝，當時母親才年僅26歲，而且她的肚子裡懷有3個月的第5胎么子，名為「再生」。由於母親一生中最重要的兩個男人，都因癌症離她而去，讓她痛不欲生。可是，上有老母，下有4名子女和肚中的遺腹子，她必須堅強的撐下去。也因為經歷這樣的遭遇和痛苦，她發誓不要讓別人也遭此打擊，她立定志向要消滅癌症，因此經常苦讀醫書尋找答案。

因摯愛離世，一頭栽進癌症研究

　　最讓我印象深刻的就是她生下弟弟再生後，為了可以閱讀醫書，她把再生放在她的膝蓋上，上面架了一個木檯子，讓她可以放著書本。母親在這般用功苦讀之下，33歲那年，終於考取臺灣中醫師的資格，獲得中醫師執照。從此以後，母親用盡心力蒐羅所有與癌症相關的文獻資料，追根究柢的探究病因和解藥，並且連帶研究婦女的疾病，發現生理

痛、生理不順與子宮癌、乳腺腫瘤,有密切的關聯。

在我成長時,經常聽到她和外婆聊到病症,或者聽到她喃喃自語說到哪一本醫書有談及。後來,我在日本學醫時,她經常告訴我,她非常懊悔,如果她能早一點知道罹患癌症和病人的生活作息、飲食習慣與體型有重大關係,她就不會讓外公和父親年紀輕輕就因病離世了。

體型過胖的外公經常打嗝,這是由於他在幫病人看診的時間太長,加上3餐時間不固定,造成他腹中產生了許多廢氣、但未能適時排出所致。而父親的體型屬於瘦弱型,平日生活嚴謹規律,不過他經常放屁。我還記得我常對父親說:「您又再放鞭炮了!」

此外,外公非常不喜歡吃蔬果,愛和朋友鄰居飲酒和吃肥肉,個性屬於忍耐型又熱於助人;父親則是愛吃生菜和偏酸、偏鹹的食物,不喜歡吃肉,做人老實忠厚且做事認真,時常為別人著想。母親鉅細靡遺的向我分析他們的點點滴滴。於是,我們逐漸整理出外公和父親罹患癌症的共同點,就是「屁」和「打嗝」。

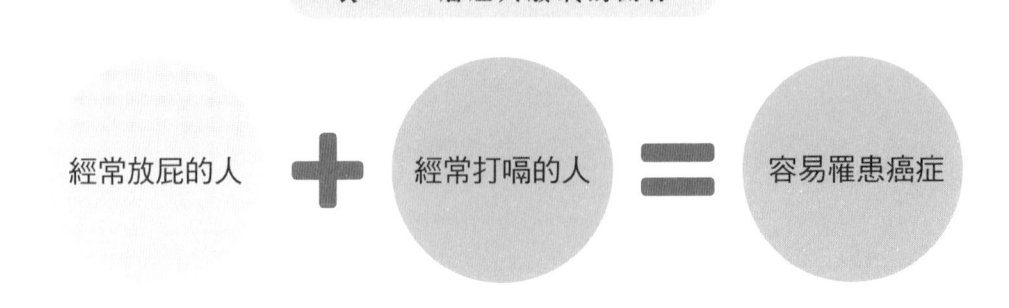

表 3-5　癌症與廢氣的關係

經常放屁的人 ＋ 經常打嗝的人 ＝ 容易罹患癌症

因此,我們之後在診治病人,或在做健康諮詢時,都會請他們填寫一份「生活調查表」,並且務必詳細填寫「屁」和「打嗝」的項目。

在前面，我分析了猝死者、罹癌者的病因，都和他們不當的生活作息、飲食習慣脫離不了關係，並且爬梳出以下的結論：

一、容易猝死和罹癌的人，應該今天的疲勞，今天消除。
二、不消除當天疲勞的人，容易感冒、未老先衰、得成人病、有前癌症狀。

如何保有健康的身體，是每個人必須面對的課題。因為科技的發達，社會快速的發展，讓每個人的身體都承受著沉重的負擔，如果身體的疲勞、痠痛沒有適當的紓解，一天天的累積在體內，會變成病痛的因子。這些因子累積久了，嚴重的會引發形成癌症，所以我們不能不重視身體疲勞的問題。

表 3-6　病痛的因子和癌症的關係

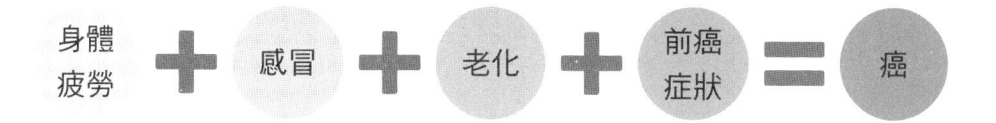

身體疲勞 ＋ 感冒 ＋ 老化 ＋ 前癌症狀 ＝ 癌

伸展身體，讓身體健康

當觀察嬰兒一覺醒來的樣子，你會發現一個有趣的現象，那就是嬰兒都以拇指向外翻轉的形態，無意識的伸懶腰。這個動作將平時很少使用的手腕內側肌肉，和連接著兩臂到胸部的肌肉，加以伸直，並刺激到許多的經脈。

當我們細看嬰兒的動作後,再去觀察經過長途旅程的旅客,在下車、下飛機時常做的動作,我們也會發現一個有趣的現象,就是大家都會不約而同的做出高舉雙臂、向外翻轉的伸展動作。這個自然的動作與嬰兒睡覺醒來時所做的動作,大略相同。事實上,這些動作在動物身上也經常看到。

許多發明都是從日常生活裡得到靈感,然後從生活觀察中體悟而出;而我從以上的觀察中,加入了中醫「脾統血、主四肢」的理論和平日看診的經驗,認為如果大家每天或經常操作我們研發的「防癌宇宙操」,又叫「全身伸展操」(請參閱頁155),便可以達到防癌、強身的效果。

從我懂事後,母親就訓練我在清晨4、5點起床,天一亮就出外去散步,運動,呼吸新鮮空氣,回歸自然。因為養成了這樣的習慣,對我的健康有了莫大的助益!直到我真正從事濟世救人的醫師工作,並在各地作了上百場的演講後,我赫然發現,如果養成錯誤的飲食、生活、運動習慣,到老年就非常難改。所以我認為,我們對於預防醫學/養生的觀念,要從小就開始培養和落實,不要等到自己的健康出現了問題,才開始做身體上的保健,那就為時已晚了。

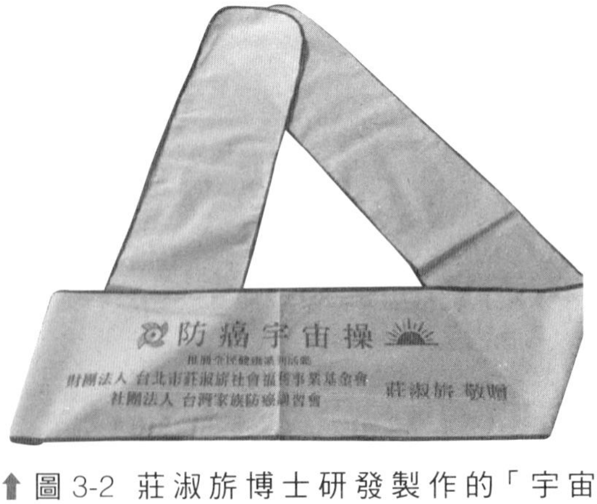

↑ 圖3-2 莊淑旂博士研發製作的「宇宙巾」,方便大家做伸展操,通氣又健身。

5

屁是老化的警報器

　　以前，民間傳頌一句諺語：「一屁千服藥。」意思是說，只要一放屁，勝過服用千帖的藥。在西醫方面也有類似的說法，放屁是排氣。病人在手術時必須麻醉，而麻醉藥對腸胃的功能影響比較大，所以在術後的恢復過程中，必須先「通氣」恢復腸胃的功能。由此可見，放屁對於我們來說真的很重要。「一屁千服藥」這句話更是暗藏了老祖先的養生智慧。

　　放屁是我們的生理反應，產生「屁」的原因有兩種，一種是我們在飲食的過程中所吞進的氣體，一種是吃進食物後，身體內的菌類消化食物產生了氣體，當腸胃發生蠕動，氣體會跟隨蠕動往下走，從而產生了屁。假使不放屁，或者放屁太多又很臭，除了引起旁人的側目，也是在提醒放屁者要提高警覺，表示放屁者的腸胃可能發生了異常的現象。

　　大家要知道，在一天 24 小時中，人醒著的時候長達 16 個小時，大部分的時間都是低著頭在做事，所以只要有適當的伸展，就有機會消除體內的疲勞與脹氣。至此，大家是否更加體悟到，伸展運動對人體的必要性呢？

表 3-7　全身伸展操產生的功能

對器官的功能
1. 促進血液循環
2. 強化淋巴機能
3. 使內分泌旺盛
4. 提高代謝功能
5. 排除腹內脹氣
6. 解除精神緊張

對身體的功能
1. 促進腸胃活動
2. 改善肩痠、腰痠
3. 提升睡眠品質
4. 收縮腰圍、臀圍
5. 消除脂肪贅肉
6. 防止駝背

經營之神與伸展操的緣起

臺灣知名的企業家王永慶先生，生前知道「伸展操」（俗稱毛巾操）的功效，深知它對自身的助益，所以每天再忙都不忘晨泳、晨跑，並隨身攜帶「宇宙巾」做操。相信大家都知道，王先生非常忙碌，日理萬

機，但他仍時刻不忘保養，重視健康。有些人因為總覺得很忙，沒空運動、養生，殊不知身體病痛是無人可代替的，等病痛上門才開始注重保養，為時已晚了！

　　王先生開始接觸伸展操，大約是在 30 多年前的一天夜裡，母親接到一通電話，說是臺灣來的同鄉，因為晚餐後發生過敏的現象，雖然已經打過針，但還是奇癢無比，隔天又有重要的會議，擔心晚上睡不好，透過朋友的介紹，只好在半夜打電話請教母親解決的方法。母親雖然不認識這位來自同鄉的病人，但仍耐心的聽完他的病況。她以問診的方式，確定他有「脹氣」的情況，於是請他到浴室拿一條毛巾，透過電話教導他做「伸展操」的動作，做了幾個動作之後，他的脹氣逐漸消除，也減緩了皮膚奇癢的情況。

　　兩三個月過後，半夜求診的王先生寫信給母親，隨信並告知製作了 5000 條宇宙巾，要贈送給母親以表達謝意。母親看了信中的署名之後，才知道原來這位病人就是王永慶先生。

　　經營之神王先生在東京向母親習得了「伸展操」之後，雖然事業繁忙，仍然每天抽空做操，更印發講義和贈送宇宙巾，讓所有員工與親朋好友都一起做，與周遭的人分享自己得到的「好處」。王先生曾說過，他的健康之道就在這個「一條宇宙巾」的運動。王先生的好意，一方面讓大家都一起得到「好處」，另一方面也使得「伸展操」的推廣，跨出了一大步！

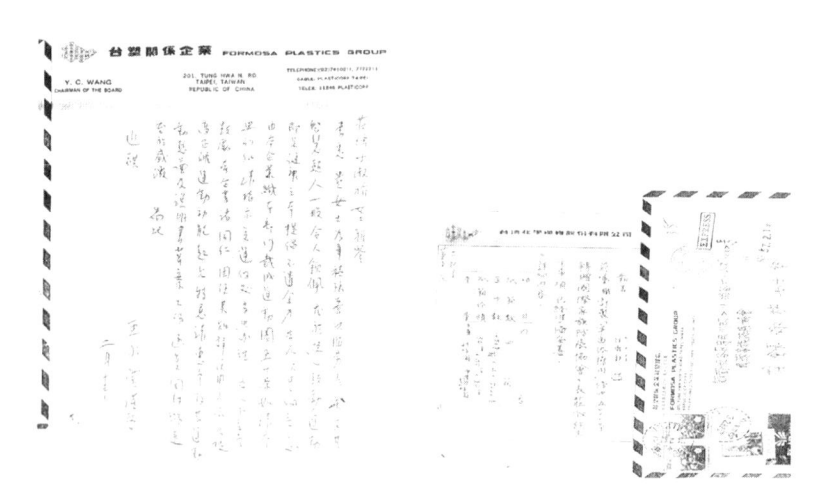

↑ 圖 3-3　王永慶先生捐贈 5000 條宇宙巾的信件，臺灣伸展操從此開始推廣。

王永慶先生寫給莊淑旂博士的信件內容

　　莊博士淑旂女士 雅鑒

　　惠悉 貴女士為事積極，善以服務為樂，又其智慧超人一般令人欽佩，尤於熱心鼓勵運動即是健康之本，提倡不遺全力，本人以區區響應之心，由本企業織布部門裁成運動圈（巾）五千條，請參照別紙，請指示交運何處當照辦理。本人亦立予鼓勵本企業諸同仁，因使其知詳使用方法以提高正確運動動能起見，特急請惠予技藝運動動態圖及說明書草案乙份，函復回封賜送至於感激　　耑此
近祺

　　　　　　　　　　　　　　　　　　　　王永慶謹啟
　　　　　　　　　　　　　　　　　　　　二月十三日

用心耕耘，才能健康老

現在，我們全家族祖孫四代都會做「伸展操」。每個人只要能澈底操作，並持之以恆，就能免於遭受感冒病毒的感染，不致於導致產生許多前癌症狀，同時也會大大降低老化和罹患癌症的機率，使身心都處於健康的狀態，這也是為什麼要推廣「伸展操」的原因。希望經過推廣，能讓社會大眾從小就有預防醫學／養生的觀念，在身心健康的條件下，過著快樂的一生，並互相分享經驗，使更多人受惠。

有人問我，什麼是「老化現象」呢？「老化」是指隨著年齡的增長、一個漸進式且無法阻止的生物進程，慢慢的引發機體結構和組織細胞功能衰退，產生了生理與形態的變化，使得適應力、抵抗力衰弱，最後引發生物死亡。

到目前為止，老化是癌症、阿茲海默症、冠狀動脈疾病、帕金森氏症等疾病的最高風險因素，舉凡肩膀疼痛、視力和記憶力減退、肌肉減少、性和肝功能降低、力氣衰弱等，這些症狀一般都稱為老化現象。

聽天由命不如想出對策！其實只要大家在生活上積極累積健康的資本，不僅可以減緩老化，甚至還可以返老還童。所謂「養軍千日，用在一朝」，就是這個道理。日本人常說：「未跌倒前，先用手杖。」這句話是來形容老化的表現。可能大家對老化沒有清楚的認知，因此忽略了身體給我們的警訊，才會消極看待「屁」這件事，其實屁就是老化的警報器。我主張的「腸內氣體健康診斷法」，正是以這些觀點來校對健康，以最簡單的方法，來達到維護健康的目的。

表 3-8　隨著年齡增長，不同器官逐漸老化

- 從 20 歲之後，肺功能和肺能量開始衰弱。
- 從 25 歲之後，皮膚會開始變差，皺紋增多。
- 從 30 歲之後，開始冒出白髮，落髮逐漸增多，肌肉量逐漸減少。
- 從 35 歲之後，骨質開始疏鬆，女性乳房開始下垂，男女性生育功能下降。
- 從 40 歲之後，牙齒、眼睛、心臟和大腦的功能開始衰退。
- 從 40 歲之後，肌肉將會逐年減少，每 10 年約減少 8% 的肌肉量。如果進行肌肉訓練，可以預防肌肉退化。

從 65 歲之後，聲音逐漸老化，女性音質變得愈低，男性音質變得愈高。

從 60 歲之後，味覺和嗅覺開始退化。

從 65 歲之後，逐漸喪失對膀胱的控制能力，變得頻尿。

從 55 歲之後，胃、肝、胰腺、小腸的消化液流動開始下滑，容易發生便祕。

從 55 歲之後，腸內的益生菌開始減少，使消化能力減弱，增加罹患腸道疾病的風險。

從 55 歲之後，聽力開始衰退。

從 50 歲之後，腎過濾血流中廢物的能力開始下降，因此容易半夜頻尿。

從 50 歲之後，男性攝護腺開始老化，造成小便的次數增加。

身體如何「不生氣」、「不中毒」？ PART 3

6

莊醫師的
「腸內氣體健康、診斷法」

　　到目前為止，關於「腸內氣體」方面，在醫學或生理學的研究成果還不夠多，為了要幫助大家進一步的了解，我從現代醫學的研究成果敘述如下。

🌱 與「屁」相關的 NASA 宇宙開發計畫

　　全球對「屁」開始關注源自於美國國家航空暨太空總署（National Aeronautics and Space Administration，簡稱 NASA）的「宇宙開發計畫」。其中，關於「屁的系統研究」，則由 NASA 旗下的美國國家航空局（U.S. National Aeronautics and Space Agency）的單位負責。為什麼他們要特別設立研究「屁」的部門呢？因為人的「屁」基本的化學組成如下：

（1）氮氣（Nitrogen）約 20～90%
（2）氫氣（Hydrogen）約 0～50%
（3）二氧化碳（Carbon dioxide）約 10～30%
（4）氧氣（Oxygen）約 0～10%
（5）甲烷（Methane）約 0～10%

這些最基本人的「屁」的化學組合，會因為太空人的食物、空氣、生活環境改變，而隨之改變屁的化學組合成分。當屁的氫含量高達47%的時候，已經達到必須「嚴禁煙火」的程度。

我舉一個例子讓大家快速理解。假設使用電手術刀進行腸手術，手術刀發出的電火花，加上肚子裡存有高氫含量的屁，極有可能讓正在進行的手術發生爆炸，會炸掉整個腸道！

試想一下，太空艙是一個密閉式的空間，艙內所引起的意外事故中，最駭人的是火災和爆炸。裝滿電子儀器的太空艙中，最不能出現火花或者閃光，與容易引火的瓦斯。所以，人體內所發出的「氣體」——屁，因而受到重視，需要進一步的研究。

與此同時，日本也對腸內氣體做了研究。世界微生態學會主席、腸內細菌研究第一人光岡知足（みつおか ともたり，1930年～2020年）教授做了進一步的貢獻，他對腸道細菌的研究始於1953年，當時他就讀東京大學農學院獸醫系研究生課程。那時候，這一領域的研究仍處於起步階段，許多科學家發現很難培養出存活在人類和動物腸道中、各種各樣的細菌，根本沒有辦法對腸道細菌進行系統性的研究。然而，光岡知足教授成功的發現了一個又一個腸道細菌，並且進行了分類和鑒定。透過他開發的分離和培養方法，一直處於混亂的腸道細菌分類，得以確立。此外，他還對人類和動物腸道菌群，進行了詳細的生態學分析，發現了腸道菌群的一系列生態學規律，包括發現腸道菌群的老化現象、人類腸道菌群的個體差異和變化、雙歧桿菌的傳播和定居規律等。

光岡知足教授在60年的研究生涯中，奠定了腸道細菌學的地位，他的研究還帶動了功能性食品（如優酪乳、寡醣和巴氏殺菌酸牛奶的長壽與健康功效）的研究和開發。儘管光岡知足教授的許多研究成果在當時不被接受，但他提出的許多假設，如今已成為既定理論，成為常識。人們

經常聽到的「好細菌」和「壞細菌」，就是他創造的。他在 1997 年提出的生物基因理論，最近才開始受到人們的關注。

在 1988 年，東京大學名譽教授光岡知足博士以「腸內細菌的系統研究」獲得日本學士院獎，其著作《腸內革命：年輕 10 歲的腸道健康法》（湖北科學技術出版社，2016 年）裡，他提出一個全新的健康觀念：**腸內疾病是萬病之源，腸內健康是健康之本**。他在書中以非常活潑又淺白的文字，將腸內健康的重要性與相關知識告訴讀者，腸道是如何被汙染的，年輕女性的皮膚如何受便祕的影響，如何以簡易的方法檢測自己的健康狀況，還有如何使腸道保持健康。他對愛漂亮的女性提出建議：想要年輕貌美，首先要當一個稱職的「腸內美人」；腸道暢通舒服，才能使妳美得光彩奪人，也是保持青春的不二法門。

由於大多數的人因為工作和家庭的壓力，經常忽略了自己的健康狀況，特別是腸道健康。光岡知足教授語重心長的告訴大家，除了關心自己的上半身健康，例如頭痛腦熱，還要關注「下半身」的健康，例如慢性腸道疾病。換言之，想要擁有一個健康的身體，應該先從照護腹內的健康，也就是腸道的健康做起，這和我始終呼籲的一句話不謀而合——**腸道疾病是萬病之源，而腸道健康即是身體健康之本**。

從 NASA、光岡知足教授和我研究的結果中，發現滯留在胃裡的氣體，其成分和空氣極為類似——氮 79%（空氣中則是 78%）、氧 17%（空氣中則是 21%）、二氧化碳 4%（空氣中則是微量）的平均數值，這表示我們在進食時，不知不覺中也同時吞進了不少的空氣。至於腸內氣體的構成是氮、二氧化碳、氧、氫、沼氣和群游細菌造成的微量氨、硫化氰、苯芘（Benzopyrene）、揮發性胺、揮發性脂肪酸等含有惡臭性成分的氣體，是所謂的「臭屁」。這些氣體裡，尤其是沼氣，有個非常有趣的事實——在 3 歲以內幼童的體內氣體，並無法檢查出來沼氣。能夠製造

出沼氣的細菌，是在人的成長過程中，慢慢的出現、定殖在腸道內。不過，只有 1/3 的成年人，具有這種產生沼氣的細菌，其他 2/3 的成年人，查不出有這種細菌棲住的現象。

為什麼有這樣的差異呢？這是因為生活環境所造成，或者是由遺傳所引起的。其實，無論是某種食物或者是某類型的生活方式，都不會產生沼氣的有害氣體，因此這項發現，引發了許多醫界學者和醫師的注意並且加以研究，所得出的結論是：**產生惡臭性氣體的腸內細菌，同時也是造成致癌物質或者成為強化致癌物質的因素。**根據大家的研究，也發現了隨著人類年齡增長，某些腸道菌的數量會跟著增多，例如被認為對腸道新陳代謝非常重要的細菌——霍氏真桿菌（Eubacterium hallii）。

可以這樣說，腸道菌群種類愈多樣，愈易穩定菌群之間的生態平衡，但是這需要時間。通常，腸道菌從無到有到多元，需要 3 年左右的時間，所以，3 歲以前的嬰幼兒，腸道菌群的量非常少，種類也微乎其微，而且是處在一個不穩定的狀態。這也是為什麼嬰幼兒只要受到病毒、細菌入侵，很容易出現腹瀉等現象的原因，需要到 3 歲以後，腸道菌群才會逐漸趨向穩定的狀態。

爾後人體也會因為接觸到新的菌種，或使用抗生素等藥物，使得腸道菌群產生動態變化。每個人的腸道菌相組成都不同，即使是基因相同的雙胞胎，也可能因為帶有不一樣的腸道菌基因，所以產生了不同的健康狀態。

腸道菌群應共生平衡

腸道菌大致分為好菌和壞菌,腸道菌群的好壞通常是相對、而非絕對的,焦點要放在動態的共生平衡。

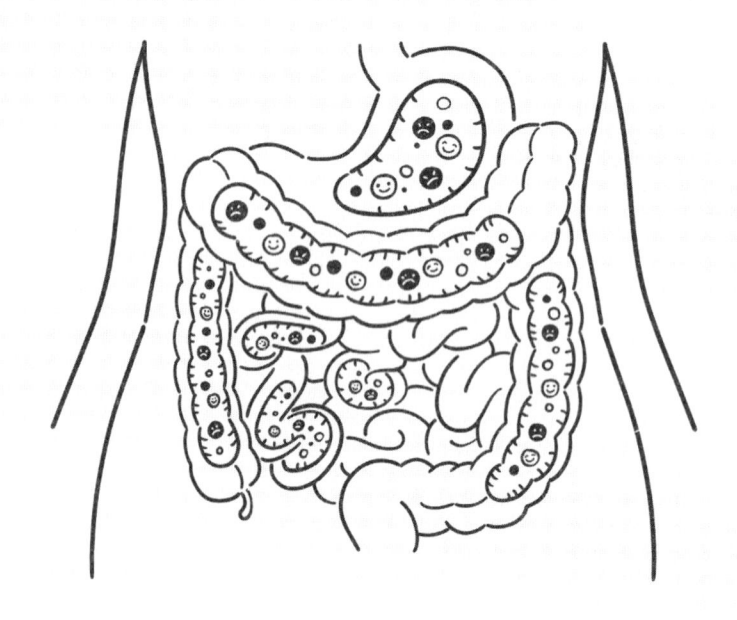

⬆ 圖 3-4 腸道菌群應該共生平衡。

　　前面我提到過,隨著年齡的增長,某些腸道菌的數量會跟著增多。腸道內的桿菌至少包括 38 個不同菌種,主要生存在我們的腸道、土壤、水與腐敗物裡,大部分不會引起疾病。不過,當宿主抵抗力降低時,細菌會逮住機會侵犯身體的其他部位。現在,我列一個簡表扼要說明腸內桿菌和一些疾病的關係,幫助大家明白。

表 3-9　腸內桿菌群和一些疾病的關係

菌群	可能引發的疾病
大腸桿菌（Escherichia coli）	菌尿症、敗血症（septicemia）、新生兒膿毒症及腦膜炎（neonatal sepsis）、腹瀉 ★引起的感染：腸道感染、腸炎、大腸炎、尿路感染、尿道炎、膀胱炎、下尿路感染、敗血症及休克、其他化膿性感染、腹膜炎、闌尾炎、膽囊感染、膽道感染、傷口感染
志賀氏桿菌屬（Shigella）	腹瀉、赤痢（dysentery）
愛德瓦氏桿菌屬（Edwardsiella）	腹瀉、腸熱症（enteric fever）、傷口感染、敗血症、腦膜炎（meningitis）
沙門氏桿菌屬（Salmonella）： 豬霍亂沙門桿菌（S. choleraesuis）、 傷寒沙門桿菌（S. typhi）、 腸炎沙門氏桿菌（Salmonella enteritidis）	敗血症、腸熱症、腹瀉
枸櫞桿菌屬（Citrobacter）	伺機性和院內感染、菌尿症、肺炎（pneumonia）
克雷白氏菌屬（Klebsiella）	敗血症
腸產氣桿菌屬（Enterobacter）	伺機性和院內感染、菌尿症、傷口感染
沙雷氏菌屬（Serratia）	伺機性和院內感染、菌尿症、傷口感染
變形桿菌屬（Proteus）	肺炎及敗血症

菌群	可能引發的疾病
普洛維登氏菌屬（Providencia）	伺機性和院內感染、菌尿症、傷口感染
莫根氏桿菌屬（Morganella）	伺機性和院內感染、菌尿症、傷口感染
耶辛尼氏菌屬（Yersinia）：鼠疫耶氏菌（Y. pestis）、假性結核耶氏菌（Y. pseudotuberculosis）	鼠疫（plague）、腸繫膜淋巴腺炎（mesenteric adenitis）、腹瀉
小腸結腸耶氏（Y. enterocolirica）	腸繫膜淋巴腺炎，腹瀉
歐文氏桿菌屬（Erwinia）	受土壤或蔬菜汙染的傷口

看了前面的分析可以知道，滯留在腸道內的氣體，除非以「屁」排出體外，要不然對我們的身體，是有百害而無一利的。

消除身心壓力的「莊醫師腸內氣體健康法」

健康的人以「放屁」來證明腸道和肛門都很健康，事實上也是如此，這也是 2000 年來，許多專業的古代醫家告訴我們，「一屁可抵千服藥」的道理。我從中體悟到要正視這個課題，所以提出可以消除身心壓力的「莊醫師腸內氣體健康法」。

莊醫師腸內氣體健康法的根本理念，主要為順從大自然的法則，引導出生命的最大能量。只有如此，才能把身體裡原本就有的抵抗力開發出來，活化自己的治癒力，使我們返老還童。健康法的內容包括飲食法、體操、按摩等各式各樣的方法，來改善生活模式。

我先說一個有關癌症的病例。我的鄰居黃先生，在一個深夜開車回

家途中，車禍受重傷被送到醫院時，他的內臟已經破裂，急救無效去世。當時，他的急救醫師告訴家屬，他的所有內臟，包括胃、肝臟、腸道都有癌的症狀，而且已經嚴重到無法治療的程度。他的夫人在告別式後，告訴我黃先生的日常生活情形。

> 黃先生，56歲。睡眠正常，胃口很好。沒有感冒、便祕、拉肚子、肩膀痠痛、腰部痠痛；沒有熬夜和疲勞的情況。

這個病例告訴我們，癌症是多麼捉摸不定。它是偶發性的急病，其初期是各種組織細胞的突然增殖現象。這個現象每個人都會發生，不過並不是每個人都會罹患癌症。我一向主張與癌和平共存，只要用對方法，癌症病人想過健康的生活，不是不可能。只要不讓癌細胞繼續成長，毋須煩惱一定要殺掉它，必須讓病人具有自由自在的活動力，就能與癌共存。其中，至關重要的認知是，這些剝奪人類與生俱有的活動力的元凶，是原本就應該排出體外的的腸內廢氣——屁。

腸內廢氣對身體有各種不同的不良影響，倘若以症狀的觀察來看、可以分為4種類型，並且與人的體型有密不可分的關係，而且與中國傳統醫學的「風邪」（感冒）的分類是一致的。

中醫認為，肺與大腸互為表裡。也就是說，經過呼吸器官傳染的感冒，和腸道的關係息息相關。至於風邪的症狀可分為：一、流鼻水；二、不流鼻水；三、不咳嗽而關節痛；四、肌肉痛等，有多樣的類型。像這些類型的症狀，與腸內的氣體是有關聯的，通常所謂「體質」和「氣體滯留的部位」有直接的關係。換句話說，按照每個人體型的不同，容易受到腸內氣體殘害的器官或組織，也會不一樣。如此相異的健康傾向，就是大家所稱的「體質」。而且，感冒的濾過性病毒，也容易影響到抵抗力薄弱的器官，使得感冒症狀依照體質而有所不同，甚至感

冒可以使體內氣體發生異狀，互為因果，惡性循環，誘發成慢性症狀。

關於體質，根據中國傳統醫學的內科權威醫書《傷寒論》提到，腸內氣體對身體的影響可以分4類：一、傷寒類；二、中風類；三、溫病類；四、標準類。接下來，我一一說明。

一、傷寒類

某些人在感冒的初期，會先從背部一路到腰部有脹壓感、畏寒、體痛，然後肩膀痠痛、頭痛、發燒等症狀陸續出現。如果經常有這些症狀的人，即中醫說的傷寒類的人，基本上可歸類於「上腹部胃部突出的體型」。一般來說，這種類型的人，胃或腸道比較容易滯留氣體，所以肺部經常被從下往上壓，呼吸運動不自然，容易引起這些症狀。

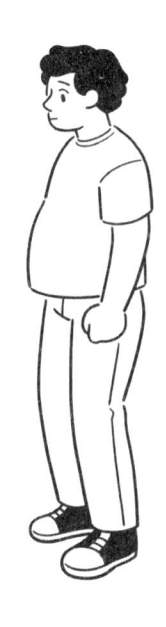

↑ 圖 3-5 傷寒類者，偏向上腹部突出體型。

進一步說，傷寒類的人有胃擴張的傾向，論其原因是這種人有晚上睡前不吃宵夜、就無法入眠的習慣，而且會吃得太飽，營養過剩。其感冒的直接原因，是對胃腸不利的暴飲暴食與運動不夠所導致。這個時候，應對的方法是需要運動（如走路或登山），沐浴後發汗，以及排出大小便和排出脹氣。倘若便祕，需要想方設法做一些輔助性的方法，例如手指按摩、改成和尚坐禪的坐姿、排便時用腹部呼吸等，使胃腸裡滯留的廢物能夠全部排出。在飲食方面，禁止食用油膩、牛排、醣類等高熱量、高脂肪的食物，只能攝取微溫開水、蒸粥（作法請參閱圖3-6）、蔬果，而且最好不要午後立即睡覺；需要利用運動和沐浴等方法，促進燃燒體內多餘的營養。

　　傷寒類者的體型屬於上腹部突出體型，而上腹部突出體型就是指胃部、腰圍突出的人。為什麼會造成這種體型呢？簡單的說，是過食、運動不足的惡性循環所引起的，導致有容易疲勞的傾向。這種體型的人，為了增加體力、消除疲勞，如果貪吃一客黑胡椒牛排，效果會如何呢？答案是：反效果！如同火上添油一般！如此不智的連續犯錯，可能造成心臟病發作、腦溢血或是貧血而倒下的結局。

　　我們從營養攝取的層面來看，這一類型的人，晚餐都吃得好、也最營養，同時也有吃宵夜的不良習慣；晚上吃得過多，使得體內存積下來的結果，變成體重過重。所以，我建議上腹部突出體型的人，首先須確實遵守「早餐3：午餐2：晚餐1」的攝食分量原則，特別是晚餐這一頓，要改成愈簡單愈好，吃點蒸粥，搭配一些清淡的蔬菜等較易消化的食物就可以了。晚餐可以選擇不吃，更好；至於宵夜，那是肯定不能再吃了。請記得晚上睡覺前3、4個鐘頭內不能再吃東西。換言之，最遲晚上11點30分前須就寢，晚上7點30分過後，就須禁食了。**特別提醒上腹部突出的朋友：請改掉吃宵夜的習慣。**

大陶瓷鍋

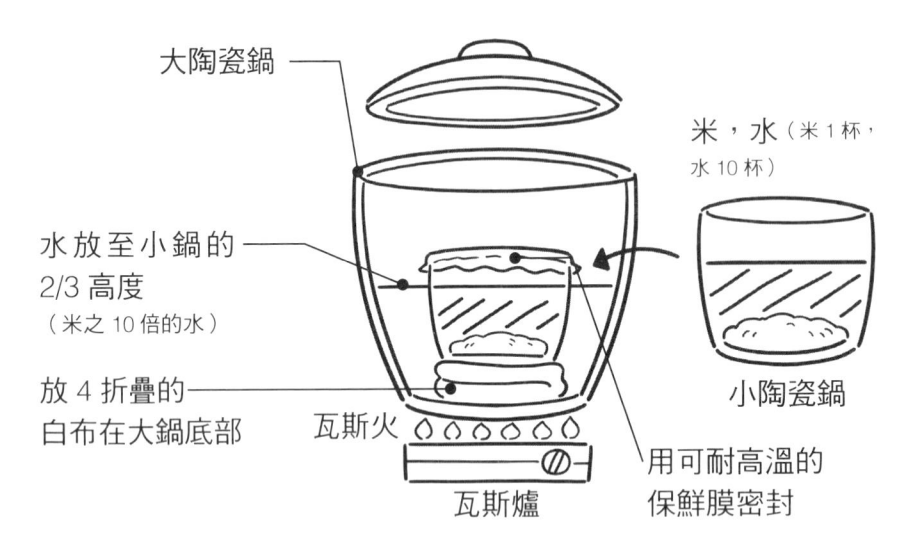

米，水（米1杯，水10杯）

水放至小鍋的2/3高度
（米之10倍的水）

放4折疊的白布在大鍋底部

小陶瓷鍋

瓦斯火

瓦斯爐

用可耐高溫的保鮮膜密封

↑ 圖 3-6 蒸粥作法及步驟：①洗淨的米和水一起放入保鮮膜密封的小鍋，小鍋再放進大鍋，大鍋水加到小鍋約 2/3 處。②放在瓦斯爐上，大火煮開後改為小火，1 小時後熄火，即可食用。③胖者用 1 杯米、10 杯白蘿蔔汁；瘦者用 1 杯米、10 杯紅蘿蔔汁。一般人用高麗菜、紅、白蘿蔔、冬瓜等汁亦可。

　　傷寒類的人營養過剩，因此需要吃些寒冷類食品，來促進體內新陳代謝。酸類的食品能促進代謝作用，在每樣食物裡，都可以搭配醋或檸檬汁，可多吃這類食物。

　　我們從體內脹氣的原理來看，傷寒類的人，胃容易滯留「氣」或老廢物，一定要想方設法排出體外，用梅乾或蘿蔔提高胃的消化作用，以牛蒡的纖維刺激胃腸壁，這些都是很好的排「氣」食物。蘿蔔所含的水分較多，平常可以將蘿蔔絞汁代替水煮湯、炒菜、蒸粥。牛舌對胃、腸機能衰弱，也有良好的治療效果。所以，傷寒類的人，為了不使胃部存積脹氣，請多利用梅乾、蘿蔔、牛蒡、牛舌等食物。特別提醒傷寒類的人，凡是偏甜的、油膩的、刺激性的、烤的、炒的，都不適合食用。

表 3-10　傷寒類者推薦食物和不吃食物表

推薦食物	不吃食物
麵食類、海藻類、竹筍、蒟蒻、蘿蔔、牛蒡、白菜、大芥菜、青番茄、豆腐、生菜、苦瓜、小黃瓜、豆芽、木耳、酸梅、檸檬、醋、鳳梨、草莓、柑橘類、沙拉醬、番茄醬、養樂多、醋拌涼菜類等。	糖、餅乾、油炸物、牛油、多脂肪肉炒的菜、薑、芥茉、辣椒、胡椒、咖哩、蔥類、大蒜、火腿、香腸、燻肉、烤土司、烤魚、烤肉、鍋巴、餅、煎餅、炒的豆類、咖啡、炒的料理、烈酒等。

在表 3-10 中，大多是一般常見的食物。其中，牛蒡和蒟蒻，大家可能比較少吃。牛蒡乍聽之下，會誤以為是牛的某一部分，其實它是一種植物，屬於蔬菜類；蒟蒻屬於植物，多年生草本，地下莖為球形，煮爛以後可當作蔬菜類食用。一般傳統市場上賣的蒟蒻，外表上看去很像黃魷魚，煮後可食。如何料理牛蒡，在「PART 4 深藏不露的排氣、排毒的食材」中，會有詳細的介紹。而在 3 餐的飲食方面，傷寒類的人請按照下面的方法來分配飲食：

- **早餐 3**：以肉類為主，添加蔬菜、水果。
- **午餐 2**：以魚類為主，添加蔬菜、水果。
- **晚餐 1**：蒸粥、蔬菜、水果。

所謂 3：2：1 的分量，可按照每個人的食量去做比例分配，例如以早餐的分量為基礎，午餐減少 1 分，晚餐則減少 2 分。就寢前 3、4 個小時，不要再吃東西；吃飯時，緊閉雙唇，用左右兩邊臼齒，交替細嚼

慢嚥；調理食物時，請常利用檸檬汁或者醋；味道需要比一般的鹹辣度逐漸調淡一點，讓自己慢慢的適應和接受，無須過度執行，避免產生排斥而放棄。

二、中風類

中風類者的感冒症狀，沒有太嚴重的徵象，不過全身會有疲倦感、容易出汗、輕微的發燒、遇風覺冷，避風則緩解（即《傷寒論》說的「惡風」），還有精神很差、流鼻水、頭暈、下腹部不舒服、下痢、沒有食慾等初期症狀。這一類感冒者，大多數屬於下腹部突出的人，腸的下部容易滯留氣體，使得大腸的機能下滑，而且非常容易罹患濾過性病毒為主因的下痢。

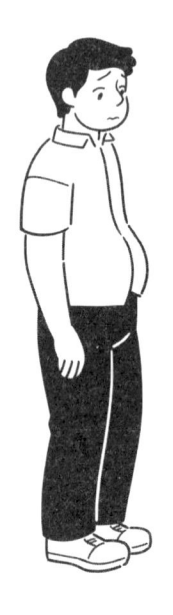

⬆ 圖 3-7 中風類者，偏向下腹部突出體型。

感冒的直接原因是每一次飲用的水分太多，或者是站立的時間過久，身體過勞促使大腸受到損傷。老人家常有一種說法，認為只要洗個熱水澡就會轉好。其實，這種民間療法比較適合上腹部突出的傷寒型的人，下腹部突出的人或者是駝背型的人，倘若消耗體力過多，反而會讓病情惡化。所以，建議絕對避免採用這個民間療法，因為下痢已經失去一些水分了，這個時候如果再沐浴發汗，反而會有負面的效果。為了防範體力的消耗或者水分的流失，建議最好躺下休息，同時需要攝取適當營養。

日常 3 餐中，提醒中風類者要避免攝取動物性脂肪、湯品、茶飲等。在補充水分時，須採行少量多次的方式，每一次飲用量限制在 100 毫升以內，以少量多次的水分來撫慰腸道，協助腸道恢復正常的運作。在用餐時，可以吃一些加紫蘇和薑的稀飯，飯後飲用一杯加糖或加威士忌的熱紅茶（但不能酒加蛋）；可熱敷、指壓、手腕和足關節按摩等，產生逐漸發汗的作用。盡量避免以前的老方法，如蓋上厚棉被促使全身冒汗，或者是洗熱水澡來迅速排汗等。

站在西方預防醫學的角度來看，我提醒大家，必須避免因為感冒導致腸內產生氣體過多。原本引起感冒的原因，是身體的抵抗力不足，因此醫師都會呼籲大家，在感冒流行期，盡量避免出入人群多的公共場合，外出時最好戴上口罩。大家可以發現，因為新冠肺炎流行期間養成戴口罩防疫的習慣，至今仍未消失，也因而使得民眾罹患感冒的機率大幅下降了。

只要把房子內部的溫度維持暖和，洗澡的時候採用稍熱一些的水沖洗身體，其重點在於要提升我們的抵抗力，改善飲食生活，遵行我一向提倡的「**早餐吃好，午餐吃飽，晚餐吃少，不吃更好**」的原則，不要熬夜消耗體力，「**今天的疲勞，今天消除**」是最好的作息之道。

中風類的人，如果經常吃偏酸的食物，狀況會更嚴重；與此同時會壓迫鼠蹊部，導致下肢神經痛，嚴重時，連走路都會有困難。身體下腹部之所以突出，主要原因在於平常攝取了過多的水分，下腹部容易滯留「氣」所致，使得下腹部突出體型的人，身體比較容易「冷」。因此，要消除下腹部鬆弛的肌肉，首先要控制每天攝取的水分，其次要懂得如何消除體內的「氣」，然後在飲食方面，要多吃「熱」的食物。

　　在攝取水分方面，就中風類的人而言，每天只能攝取「體重 ×15 毫升」的水分，喝湯、吃水果時所攝取的水分，也要包括在內。因此，中風類的人，每天需要的水分並不多。在每次喝水時，以 100 毫升為宜，所以習慣用大水杯喝水的人，建議最好改用喝老人茶的小杯，淺酌就好。可以每天用量杯先量好一天所需的水分（寧少勿多），將熱開水注入保溫瓶中，想要喝水時，再倒入小杯中慢慢喝。一天的量喝完了，就不要再喝水了。這樣雖然麻煩一些，但只有如此，才能有效控制每天攝取的水分。此外，飲料裡可以酌加一些威士忌或日本清酒，對身體都有幫助；在調理食物時，以米酒代替水分更好。

　　在排「氣」方面，在每頓飯前要做消除「氣」的體操或按摩。如果可能的話，躺著休息 10 分鐘、再吃飯，體內較不容易生「氣」。在飲食方面，少吃水分多的食物，避免寒性的菜、酸的東西；要多吃刺激性的、脂肪多的魚、肉類，以及甜的食物。

　　一般人的想法認為，下腹部突出，多少感覺身體過重或有些肥胖，不敢吃東西，拚命節食，甜的食物根本不敢碰，肥肉更不必提了，不過喝水卻沒有節制。其實這樣一來，節食不僅沒有效果，體重反而日漸增加。所以，中風類的人不必怕吃肥肉，不要擔心吃巧克力糖。相反的，因為身體較「冷」，更需要這些「熱」的食物。牛、豬的肝臟以及雞肉等食物，對身體都有「溫」的作用；吃烤土司、烤魚等快要焦的食物，

也有效。

此外，糯米雖然不易消化，但是對中風類的人卻有好處。由於糯米在腸內消化慢，當它在腸道內緩緩移動時，能刺激腸壁，使腸壁運作活躍，對腸壁吸收營養能力差的人，糯米是最好的食物。不過，也正由於糯米不易消化，雖有好處，不宜吃得過猛、過多。如能適量吃辣椒、胡椒等對神經有興奮作用的食物，對下腹部突出的人有正面的效益，可提高胃腸的活動。

綜合上述，針對中風類的人，提供表 3-11 作為參考。

表 3-11 中風類者推薦食物和不吃食物表

推薦食物	不吃食物
大蒜、薑、辣椒、胡椒、芥茉、蔥、咖哩、火腿、香腸、臘味、鯖魚、帶皮雞肉、雞皮、牛尾、雞翅、豬腰；動物性油如牛油、豬油等；糕點在飯後吃；烤的東西如烤土司、烤魚、烤肉串、餅乾等，偶爾也可以吃。	海藻類、竹筍、蒟蒻、牛蒡、醃白菜、南瓜、大芥菜等涼性食物；醋、檸檬、鹹梅、鳳梨、草莓、柑橘類水果、沙拉醬、青番茄、番茄醬、酸乳酪等酸性食物；生蔬菜、生水、生雞蛋、生魚片等生的食物，紅花籽油、茶拌飯、蕎麥粉。

三、溫病類

　　溫病類的感冒者，大多數屬於神經質的人，例如過度使用神經、睡眠不足、時常累積疲勞等，而這類型的人通常腸胃已經衰弱了，其感冒的症狀有肌肉痛、關節痛等。如果以體型來看，其中以駝背者居多。換句話說，溫病類感冒患者的身體會稍微往前傾，也容易有腸道滯留許多氣體的傾向，因為腸胃衰弱會產生便祕和下痢的現象。

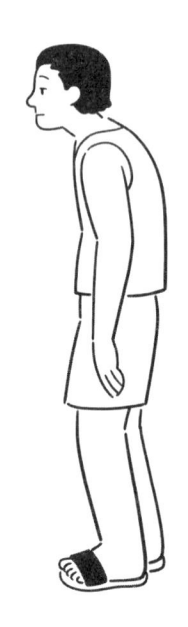

↑ 圖 3-8 溫病類者，偏向駝背體型。

　　溫病類的人，通常容易緊張、疲勞，常感到氣氛不對。這樣的人如果以為吃辣的料理，可以振作疲倦的身心，那就錯了！事實上，對於具有駝背體型的人應避免吃辣的，以免使神經更不安定，造成身體不調和，不但沒能改善，反而使精神愈加消沉。

　　溫病類的人，多數由於精神上、生理上的疲勞，造成神經不安定，

消化器官機能減弱；由於消化器官不好，體內又常有積存「廢氣」的傾向，因此，駝背體型的人要改善身體狀況，就必須從穩定神經與增強胃腸功能兩方面著手。

在飲食方面，具有駝背體型的人要避免吃會造成「氣」的食物，除了要避免吃刺激性、有興奮作用的食物，更要避免擾亂神經平衡的吃法。在食物方面，我推薦珠貝、鮑魚、蓮藕、牛舌等食物。珠貝、鮑魚等貝類食物，具有提高神經機能的作用，特別對視神經疲勞有效果，尤其是從事腦力消耗工作的朋友，可以多吃。蓮藕有緩和神經緊張的作用，對解除精神上、生理上的壓力反應特別有效。神經不安定的人通常會坐立不安、睡不著覺，從而引發自律神經失調、內出血、子宮內膜炎、更年期障礙、胃潰瘍、鼻蓄膿、鼻炎、扁桃腺發炎等症狀。蓮藕在人體內有綜合協調的作用，可以緩衝過度的神經緊張。只要有耐心的長期食用蓮藕，自然可以痊癒。牛舌可以治癒神經性胃腸障礙，對溫病類的人而言，是非常適合的一種食物。不過，坊間販售滷好的牛舌，味道過重，又在滷製的過程裡添加了許多辛香料，反而會刺激神經、興奮神經、擾亂神經，使人產生焦慮感。我們可以在傳統市場買新鮮的生牛舌，洗淨後抹上少許鹽，蒸熟即可食用，不僅味道鮮美，對身體又有好處，烹調上建議無須過度添加胡椒、醬油等香料及調味料。

神經容易疲倦的人通常有偏食的習慣，如果不加以改善，長期偏食的話，過不久體型就會改變，或肥胖、或瘦細、或胃腰突出、或下腹突出等。另外，具有駝背體型的人需要單味食，因為胃在運作的時候，對單一口味最容易吸收。甜加鹹的吃法會擾亂神經，造成錯誤的吸收，十分容易種下神經性疾病的病根。甜加鹹再加酸，更是火上添油。因此，呼籲家中掌廚者在烹飪時請注意，一道菜加了鹽，其他佐料如糖、醋就不可再添加了，何況甜鹹加在一起，也會破壞食物的原味。

溫病類的人應該盡快矯正過來，使身體接近正常體型，否則一旦神經不安定，消化力就會下滑，吸收營養的力量自然也減弱，不僅會使內臟滯留脹氣和廢物，有時候還會引起種種症狀，更容易發生呼吸器官系統的前癌症狀，製造了危險因素。不過，只要自己肯下功夫，從飲食和生活兩方面入手，肯定可以改善體型。

　　在飲食習慣方面，溫病類的人神經比較緊張，所以吃飯前，請先將心情放輕鬆，吃飯時不要太急、太快，仔細嚼爛食物，慢慢的吃，最好能放些柔和一點的音樂，在心情愉悅、輕鬆的氣氛下進食。請記得，在餐桌上盡量不談論公事或影響情緒的事，也不要亂發脾氣等，這些都會擾亂胃的消化作用。

　　在調味方面，甜、辣的東西，用糖和醬油煮的東西，用醬油熬煮的東西，加糖又加鹽的東西，都盡量不吃。火鍋也少吃或不吃，這又是為什麼呢？因為吃火鍋時，常會熱的、冷的東西一起吃，這對神經很不好。因此，不要在吃火鍋時喝冰飲料，不要在吃熱咖哩飯時喝冷水。此外，冷飯泡熱湯，熱咖啡加冷牛奶，都有擾亂神經的作用，對溫病類的人都不適合。可以在飲食裡，添加一點白蘭地或白葡萄酒，對身體有好處。還有一點提醒，飲食需要定時定量，飲食太飽或者因為忙碌導致忘了進食而太餓，都是不好的情況。

表 3-12　溫病類者推薦食物和不吃食物表

推薦食物	不吃食物
● 可安定神經的食物，例如貝類（干貝、牡蠣、蛤蜊）、海藻、蓮藕等。 ● 容易消化的魚、肉類以及蛋類，例如牛舌、白身魚等。 ● 其他食物，例如生菜、菠菜、綠花椰菜、豌豆、豌豆莢、四季豆、甘藍菜、球芽甘藍、毛豆、蘿蔔、茼蒿、慈菇、植物性油（大豆油、玉米油等）、雞肫、豬腰、魚等。	芥菜、胡椒、辣椒、薑、蔥、大蒜、火腿、香腸、臘肉、豬肝、生蘿蔔、咖啡、烤土司、烤魚、烤肉、酥脆餅乾、馬鈴薯脆片、鍋巴、紅花籽油等。

四、標準類

所謂標準類者，即是擁有正常體型的人。而所謂正常的體型，指的是內臟正常，沒有身體歪曲的體型。標準類的人，無論何時、任何食物、任何味道，都可以隨心所欲、大快朵頤一番。但我還是要提醒各位：千萬不要持續偏食，否則再健康的身體也會變「型」的！

相信大家對誤食和體型的關係有了更多的認識，接下來，我提供有關「如何正確飲食」的要訣給大家。

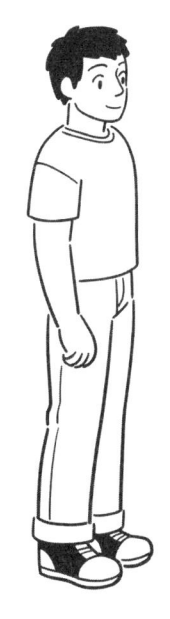

↑ 圖 3-9 標準類者，具有正常體型。

上上等的身體，體內沒有「瓦斯」

如果腸道內存有氣體，就會導致內臟活力的虧損，而使整個身體的調和失去控制，所以控制脹氣的產生，就是掌握了健康之鑰！我的母親莊博士就常告訴她的病人說：「體內沒有脹氣的人，身體狀況是屬『上上』；有脹氣、而懂得即時放出的是『中中』；有脹氣、又不懂得放出，留在體內過夜的是『下下』。」要如何才能控制脹氣，我們就來想想辦法吧！

一、要避免食用與自己體型不合的食物，對自己有益的食物則要積極的去攝取，直到將自己的體型調整為正常體型。

二、疲倦或精神不好的時候，避免進食。因為神經不安定時，消化和吸收都會不順利，只有在緊張和不好的氣氛完全消除之後，攝取的食物才能消化，營養的吸收也才會調和。疲倦時，可按摩疲勞的部位，或利用沐浴消除疲勞，疲勞消除之後再進食，消化、吸收才會良好。倘若生氣、緊張持續不去時，可以到戶外走走，接觸一下大自然，轉換輕鬆的氣氛之後再進食。這些小小的心思，就可以防止出現脹氣，從而使得消化、吸收都能更順利。

三、為了防止緊張，使消化和吸收順利，可以運用「耳部指壓」，無論上班或在家都可做，效果很好。此外，也要時常利用「足部指壓」，能消除屁氣，使人熟睡（耳部指壓和足部指壓，請參閱頁121以及頁135）。

食物有一利，必有一害

我們每天進食的食物來自於大自然，食物早已存在有「一利一害」的說法。所謂食物的一利一害，是指每一種食物都可能由於吃它的人的健康狀況不同，有的得到好處，有的卻有不良的影響。好比大蒜，中風類者／下腹部突出體型的人，吃大蒜有舒緩神經的作用，因而精力增強；但溫病類者／駝背體型的人，吃了大蒜卻會造成神經的混亂，少吃為妙；又如胃部、腰圍突出體型的人，吃了大蒜雖然可以增加精力，卻也可能變成是導致血管破裂的危險食物！所以，同樣的食物會因個人狀況不同，而有不同的反應，不可忽視。

吃了與自己體型不合的食物，會有什麼反應，每個人都應該知道。若是忽視食物的一利一害，而吃進不適合自己體型的食物時，會因為不能消化而在胃腸內滋生氣體，造成脹氣。脹氣如果在胃部時，不僅胃不舒服，也可能造成頭部、肩部的沉重僵硬，背部也會出現麻麻的感覺。氣體如果滯留在腸內，就會影響腸道對營養的吸收，因而造成貧血、低血壓、頭昏、頭痛、腰痛，或再怎麼睡也覺得不夠的情況。

不同體型的人飲用不同的果汁

一、**傷寒類者／上腹部突出體型的人**：蓮藕汁加 1/10 的檸檬汁。其他可用蘋果、橘子、檸檬榨汁飲用。檸檬不僅可作為果汁飲用，更可代替醋作調味料，不妨多加攝食，而且連皮絞汁更為理想。

二、**中風類者／下腹部突出體型的人**：一天分量為紅蘿蔔汁以「體

重 2 公斤 10 毫升」的比例分為數次飲用。所使用的蔬果，應盡量選擇當令的新鮮蔬菜與水果。

三、**溫病類者／駝背體型的人：**以鬃刷清洗乾淨的蓮藕、帶皮絞汁，或蓮藕汁與紅蘿蔔汁各半，滴少許的白蘭地；或少量的烈酒搭配番茄汁，都適合飲用。

簡單配製消除氣體的生藥

常見的食材中，有些對消除氣體有良好的效果，在此特別介紹 5 種可以消氣的生藥：

一、**牛蒡蘿蔔湯可以調整上廁所的週期：**年終、年初餐會多工作忙碌、睡眠少而喝酒的機會又多，為了迎接新季節的來臨，請至少一年做一次胃腸的清除工作。例如蘿蔔盛產期，將蘿蔔帶皮絞汁，以體重 1 公斤 40 毫升的比例，牛蒡切成薄片加蘿蔔汁用小火煮 2 小時。假日前一天先做好。在假日，以一天的時間將煮後滲出的汁喝完（**體重 60 公斤的人，約 1500 毫升**）。這樣做能完全消氣，這一天不吃別的東西。第二天，將牛蒡分成 6 份做為每天早餐的菜吃。加味的方法是沒有生病的人加鹽，生病的人加梅汁。用這種方法可以養成定時排便的習慣。

二、**海蜇可以消除胃部的氣：**氣體如果滯留在胃部，可以食用海蜇來消除。海蜇有黑色和白色之分，請食用白色的海蜇。以 10 倍的水浸泡 20 分鐘後即可料理，適合早餐做為小菜佐餐。

三、**柑橘的陳皮和結絡可以排除胃部的氣：**如果買不到海蜇時，可以改用柑橘。將柑橘用鹽揉洗，一日食用一個。我們平時吃柑

橘總是將皮丟棄，但在中國傳統醫學稱之為陳皮，是一種重要的中藥。將橘皮細切乾燥後備用。煮味噌湯或泡茶時，少量與開水煮沸後沖茶飲用，減少胃部氣的發生是有效的。

柑橘剝皮時，可以看到白色絲狀的橘絡，它是祛痰劑，可以收集備用。老年人多痰時，橘絡與冰糖一起煎煮飲用祛痰，常打嗝的人用陳皮和橘絡所煎煮的水，來煮味噌湯或者泡茶飲用，以避免氣的發生，也是一種很好的方法。

四、**蘿蔔乾可以停止打嗝**：一個可以停止打嗝的食物是蘿蔔乾。在蘿蔔盛產期，將粗鹽炒後，以每公斤蘿蔔10公克鹽的比例，先揉後放在缸裡，用石頭壓著，翌日取出來日晒。夜晚再浸泡在煮沸回冷的鹽水內，連續約7天後乾燥，做為早餐小菜，可以協助停止打嗝。

五、**炒芝麻可以排除腸內的氣**：以芝麻排除腸內的氣。腸內留氣的人是水分的攝取量多、有內臟下垂傾向的人，其糞便又軟又細且排便困難。呼吸器官不健全的人使用白芝麻；腰弱、冷症的人使用黑芝麻。方法是體重2公斤對1公克的芝麻，分3回，每餐前將芝麻放進嘴裡，咬碎嚥下。

讓食物在體內發揮最佳效果

飲食並不只是盲目的將食物吞入、進到腹內就算了，我們如果真的想要擁有健康幸福的生活，就應該知道每樣食物對人體的功效。適合自己的食物，就是大自然給予的恩賜，而以感謝的心情來吃東西，食物就會在我們的體內發揮最好的效果！

說實在話，這些改善體型的方法都是小事，最至關重要的：**我們必**

須為自己的健康付出愛心和耐心。這樣在不久的將來，各位就可以擁有令自己喜悅的正常體型了！

一日四診的「莊醫師腸內氣體診斷法」

從前面的分析讓我們了解，無論哪一種類型的腸內氣體或者感冒，倘若可以在初期給予適當的對應，通常只要 7 天左右，身體就可以痊癒康復。尤其是在這個期間，盡量不食用動物性脂肪，例如牛油、豬油之類。此外，不管腸內異常或者感冒的人，通常親朋好友都會攜帶一些水果去探病，提醒大家需要留意，不要送一些會製造氣體的水果，好比說香蕉就很會製造氣體，並不適合病人食用；熱帶水果的糖分不容易分解，在人體內很難轉化為能量，因此也不適合讓病人吃。也就是說，在為病人挑選水果時，需要小心篩選。

古代有一種民間療法，是給感冒或者是肚子不舒服的人食用「燒橘子」。作法是將橘子用鹽巴揉搓以後，放置 20 或 30 分鐘，接著洗乾淨，把蒂切開，放一些薑和大蒜的混合汁後，以鋁箔紙包起來燒熱。燒熱以後再取出食用，一天可以吃 3、4 個，效果還不錯。

假使我們都忽視內因的差異，只知道感冒是濾過性病毒的外因導致，千篇一律以同樣的治療方法，得到的結果可想而知。我長期觀察小兒科和內科不同感冒的病人，累積了大量的病例，發現感冒時發高燒，是身體想趕出病原體與其戰鬥的結果。倘若這時候，立即使用抗生物質或者躺冰枕以冷卻來治療，這只是把病原體封閉在人體內的方法而已。病原體如果為了逃離抗生物質的攻擊而在人體內迷走，侵入沒有抵抗力的器官，反而會成為感冒的後遺症。

中醫在治療感冒的時候，最忌諱體溫不升反降，因為這象徵人體無

力趕走病毒。這時候，首先必須先增強體力、再治療感冒。所以，我時常提醒，臨機應變的尋求符合各種不同體型的方法，來治療感冒才對。與此同時也需要矯正感冒的內因，然後培養不感冒的體質，才不會引發體內氣體異常，這才是建立真正健康身體的根本之道，無論男女老少，都是如此。

表 3-13 各種腸內異常或感冒類型內因表

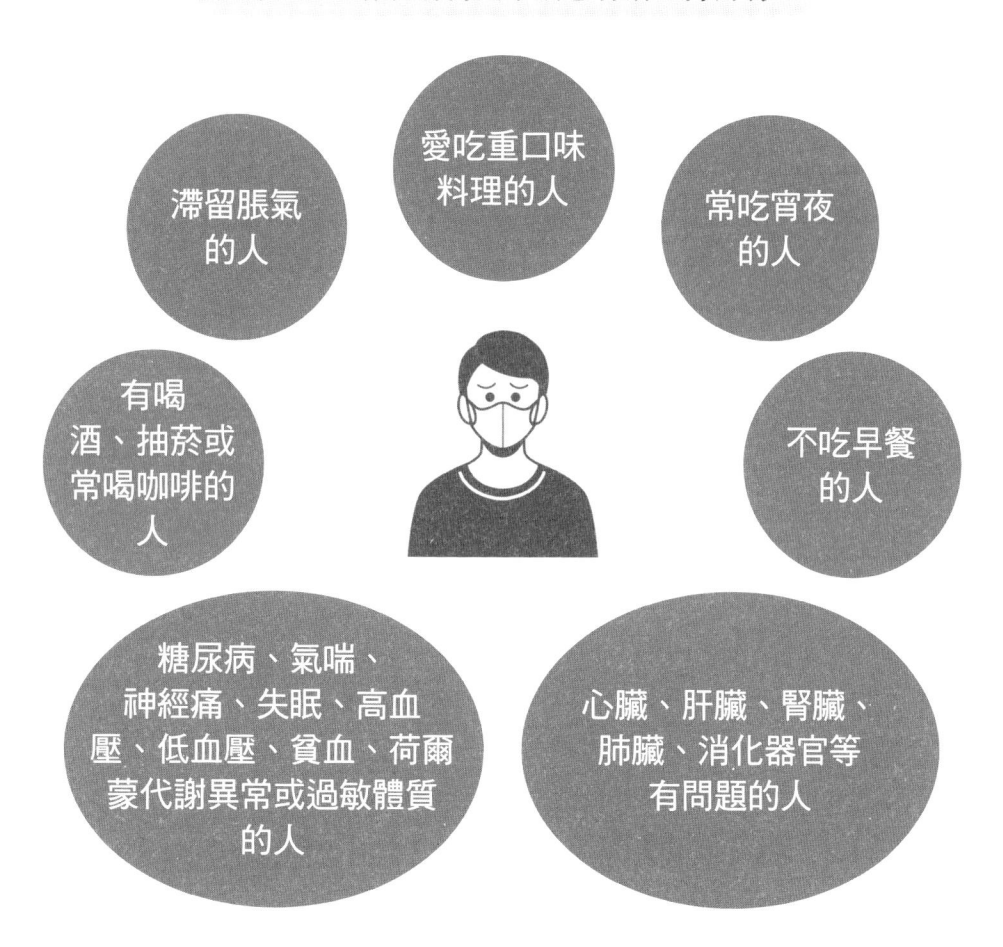

- 滯留脹氣的人
- 愛吃重口味料理的人
- 常吃宵夜的人
- 有喝酒、抽菸或常喝咖啡的人
- 不吃早餐的人
- 糖尿病、氣喘、神經痛、失眠、高血壓、低血壓、貧血、荷爾蒙代謝異常或過敏體質的人
- 心臟、肝臟、腎臟、肺臟、消化器官等有問題的人

整體來說，不讓萬病之源的腸內氣體滯留人體內，並且鍛鍊成不感冒的身體來維持健康，這是防止老化的祕訣，也是「莊醫師腸內氣體健康、診斷法」的終極使命。

很多人有疑問，在以前醫學不發達的時代，城鄉差距非常大，古代人生病了怎麼辦？又是如何維持健康的？在我小的時候，時常聽長輩們聊到「無醫鄉」、「無醫村」，它們是什麼意思呢？所謂「無醫鄉」、「無醫村」，是指缺乏醫院或診所的臺灣鄉村，因為這些地方人煙稀少，醫院或診所顧慮到成本，因此不會進駐，但會不定時下鄉義診。可見得，要做到醫療網絡延伸到各地鄉村，是全民嚮往的目標，也是美好的醫療計畫。當然，預防勝於治療，我們寧可先預防，這樣生病的機率可以降低，醫療的成本可以減少。

我們創辦「莊淑旂基金會」，設立的宗旨就是要推廣全民健康，從嬰幼兒到老年人，都是我們服務的對象，只要全民健康的觀念普及，就可以打破「無醫鄉」、「無醫村」的界線，讓每個人成為自己的醫師。對於生病這種災難，只有先防衛，澈底管理自己的健康，提升免疫力，才能解決老化、解決醫療人員不足等問題。根本原因從小細節做起，比如深夜不喝冷水，西瓜不和油膩的食物一起吃等。如果每個人都注意到日常生活的小細節，我相信健康的人會增多。

每個疾病在還沒出現明顯的症狀前，多多少少會出現一些徵兆。好比說，腸內氣體或濾過性病毒在人體內，會使某一個器官進入疾病的狀態，這個時候如果仔細觀察，會覺察到這個器官的機能已經減退，這種情況我稱它為「前癌症狀」。雖然我用了「癌」這個字，也許症狀和癌沒有直接關係，只是這種症狀會引發某一個器官的病變，成為提供癌細胞侵入的環境。因此，我特別提醒大家：**「前癌症狀」根本原因的腸內氣體滯留情形，應該在日常生活裡要積極應對。**

從「屁」看健康狀態

腸內氣體的發生是3餐的吃法、食物的內容與生活態度有問題的證據。我們是否可以從「屁」的臭味、音量和頻率，獲得對維持健康有益的暗示呢？

通常屁有強烈的臭味，是腸內細菌裡壞菌造成。所以，如果有濃郁的惡臭味，表示腸內滯留著廢物，而且已產生壞菌的證據了。甚至，如果我們的生理上和心理上承受著強大的壓力時，腸道的蠕動會變慢，而且胃酸和腸液的分泌不良，會引發腸內好菌和壞菌的分布產生變化，促使壞菌增加。

簡單說，如果你放了很臭的屁，是身體在暗示：你的壓力已經存在，生活方式不正常，飲食習慣不良等。如果你能解除壓力和調整生活節奏與飲食習慣，就能幫助腸道的蠕動趨向正常，把大量臭味的屁盡快排出。不過，假使連續出現這樣的狀況、未見改善，那就表示你已經出現「前癌症狀」了，顯示腸內的壞菌占了優勢，因此亟需你盡快改變飲食和作息，幫助你恢復正常的生活和健康。

至於放屁的音量大小和健康的關係如何？**如果是宏亮的屁聲，表示直腸和肛門處於健康的狀態，能以強而有力的力量，壓出腸內的氣體，這是好的證據**。如果是在無意識下放出無聲的屁，表示壓出的力量減弱。假使有濃濃的臭味，不僅顯示腸的活動或肛門的功能衰弱，而腸內細菌的分布中，壞菌優於好菌。因此，不要忽略放屁這件事，它的臭味濃淡和聲音大小，都在向我們發出訊號。

以「屁」的排出方式診斷

我的外公是罹患直腸癌病逝的，他在生前經常打嗝和放出勢如爆竹的響屁，而且非常頻繁，這與他日常忙碌的工作疲憊、3餐不定時間、愛吃肥豬肉有關。在這裡，我特別整理5種產生腸內氣體的原因，讓大家了解為何氣體會滯留。

表 3-14　造成大量腸內氣體的 5 種原因

原因	說明
第 1 種	小腸發炎引起的消化吸收不良，容易發生氣體，例如腸內發酵異常，也會引起腹鳴。
第 2 種	腸內氣體的一部分由腸壁吸收，倘若腸道的血液和腸黏膜之間的「氣交換裝置」故障，則無法被吸收的屁，肯定會增多。這一種是由大腸功能異常所引發的。
第 3 種	平日坐、立、行等姿勢不良，使橫膈膜無法充分開閉，導致肺的氣交換不充分時，也會排出無臭的屁，例如長期在書桌前讀書、使用電腦工作的人，腸道容易滯留氣體。又如經常通宵打麻將的人，會排出大量的屁，這樣的人建議多做伸展身體的運動，如「全身伸展操」（請參閱頁155）。
第 4 種	胰臟和肝臟的功能衰弱，使得消化液無法充分分泌時，食物不易消化，滯留在腸內的時間延長，這是氣體產生的因素。
第 5 種	靜脈血液流入右心房的功能不佳，或者肝功能不良時，從胃腸通往肝臟的門脈不好，也容易產生氣體。

此外，心臟的血管異常是全身循環障礙的主因，它會使我們胃腸的血液量減少，而阻礙腸壁的氣體吸收。但是，這些疾病的異常無法只以

「屁」的狀態作為診斷的依據，需要更進一步了解，氣體是滯留在身體的哪一個器官，這是檢查初期「前癌症狀」的方法。

莊醫師腸內氣體診斷法

前面我介紹了「莊醫師腸內氣體健康法」，接下來我想分享「莊醫師腸內氣體診斷法」：一日四診。

我相信在我們日常生活裡，或多或少都有過在大庭廣眾或三五好友、家人面前，忍不住放屁的尷尬經驗。俗話說「管天管地，管不了拉屎和放屁」，「屁」確實是沒有辦法憋住的。不過，大多數的人卻忽略了，「屁」和我們的健康息息相關。放屁，表示一個人身體裡面有「氣」，而這個「氣」也就是「脹氣」。一旦我們吃得太飽、睡眠太久或不足、腸胃不適、暴飲暴食時，都會在體內產生脹氣。

我是小兒科醫師，到我診所求診的人主要是兒童，其次是他們的家長與兄弟姊妹。兒童和成年人一樣，也有脹氣的問題，所以在 PART 5 討論「腹內大掃除」時，我會分享如何協助孩子清除脹氣，從全家到全民一起做，這樣大家的健康指數才能提升。

以前，我常和母親從中西醫兩個層面探討屁的產生、診斷與消除，其中特別強調，人體內一旦有脹氣，會導致內臟運作能力的耗損，破壞整個身體的協調功能，甚至可能使精神緊張、身體痠痛、疲憊不堪。所以，如果能夠控制、甚至消除脹氣，對個人的健康非常有幫助。

這幾年，我累積了長期的觀察、臨床治療經驗，得出「莊醫師腸內氣體診斷法」：一日四診法。這是一套相當簡便的自我健康診斷方法，協助每個人找出「氣」和其他痠痛與疲勞處，隨時將其消除，使身心時時刻刻保持最佳的健康狀態。

第一診：早晨睡醒時的壓診和打診──確實診斷腸胃的脹氣

當我們早晨一覺醒來，尚未排出大小便或放屁前，先做壓診與打診，可以查看昨天所吃的食物是否完全消化，今天排泄時有無障礙的生理狀況，確實診斷腸胃內的廢氣，以便提前發覺身體的異常，再實行有效的預防對策。

睡醒時的壓診

晨間壓診建議在硬床、較硬的床墊、地板或榻榻米上，鋪蓋毛巾，仰身躺臥。

① 早晨睡醒，尚未排便或放屁，請先做此診斷法。
② 不要急著去做其他的事，請將身體放輕鬆躺平，腰下放置大約5公分厚的毛巾或薄毯，例如將薄毯重疊，使身體與床之間沒有空隙，雙腿靠攏彎曲，使膝蓋與床面垂直。
③ 一隻手掌平貼於上腹部胸骨下方的三角地區，另外一隻手朝上放到背後，與放在上腹部那隻手的末3指互相配合，兩隻手同時由腹背兩側的相對位置施予壓力。注意要掌握好中指的力道，並將手指尖彎翹起來，用指腹觸壓肚子，去感覺肚子是否有凝塊或疼痛。在這個步驟務必使雙手配合移動，而且肚子盡量放輕鬆不用力，以求診斷正確。

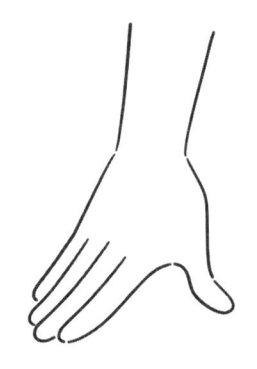

↑圖 3-10 睡醒時的壓診：做壓診時，一隻手掌要張開，做壓的動作，食指到小指須併攏。

④ 壓診的部位依序包括心窩、肋骨下方、肚臍、肚臍四周、下腹部，最後指壓整個腹部。
⑤ 壓診後，假使沒有不舒服的感覺或壓迫感，則表示你是健康的。萬一發現有疼痛或不舒服的感覺，再以打診來檢驗。

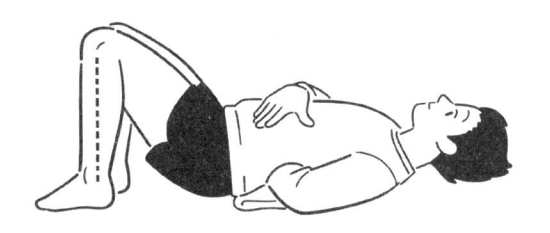

⬆ 圖 3-11 壓診的姿勢：身體躺平，腰下放約 5 公分的毛巾或薄毯，使身體和床面密合。

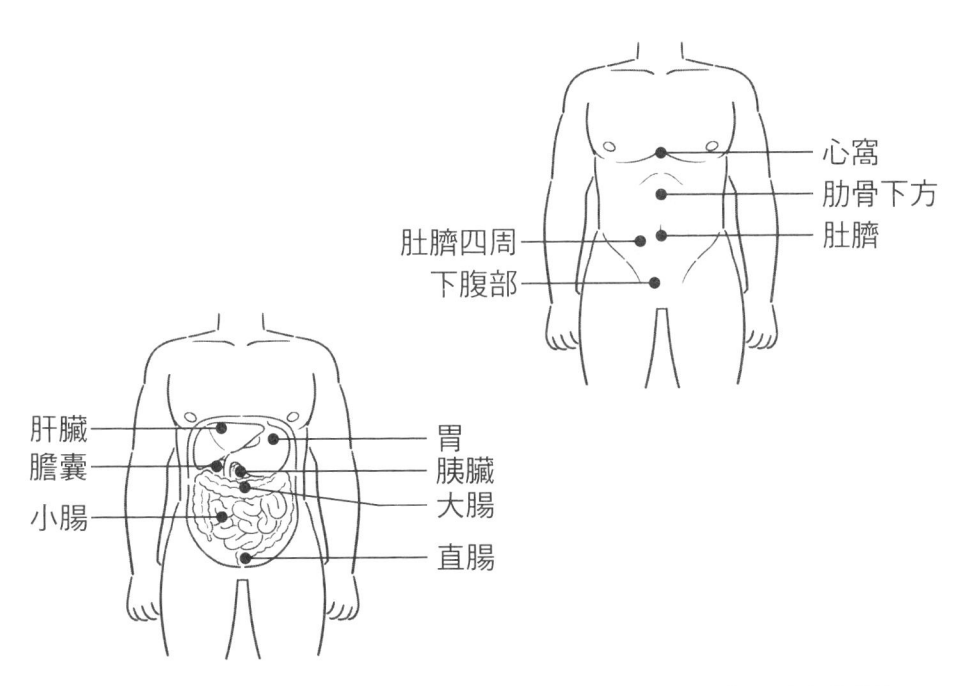

⬆ 圖 3-12 壓診部位（上、下）：壓診後若沒有不舒服，表示處於健康的狀態。

睡醒時的打診

　　打診和壓診的姿勢大同小異，不同之處，在於打診要從皮膚上直接進行的效果比較好。利用單手中指指腹按住不舒服的地方，再以另一隻中指指腹，敲打先前那一隻手中指的第一關節和第二關節中間部分，聽聽發出的聲音，並比較和其他地方是否不同。如果有積存脹氣，則會發出像打鼓的聲音。

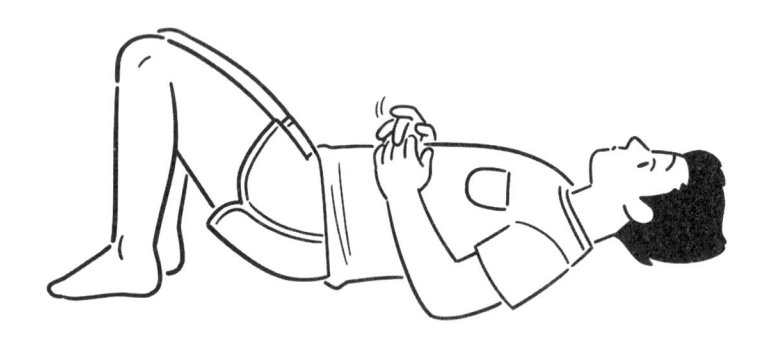

↑ 圖 3-13 睡醒時的打診：打診時，請仔細聽聲音，可以協助了解身體的狀況。

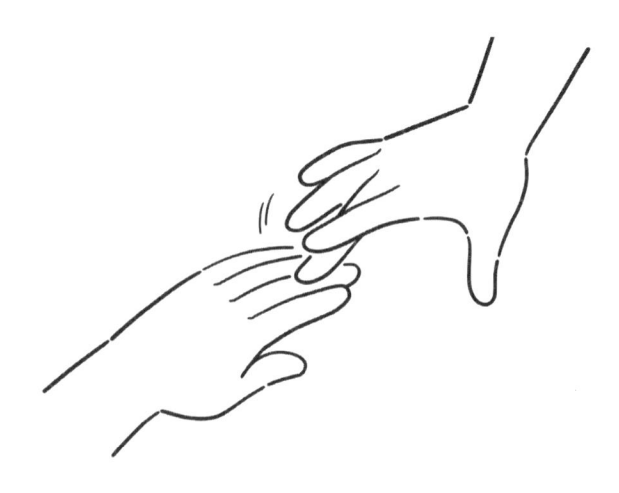

↑ 圖 3-14 打診時的中指動作：打診時，請將一隻手的中指輕敲另一隻手的中指。

打診時，如果感到疼痛或有壓迫感，即表示身體內積存脹氣。這時候，必須檢討昨天是否飲食不正常？睡覺前是否吃了宵夜？請利用一隻手的中指，輕敲另一隻手中指的第一或第二關節聽取聲響，如果發出「碰碰」的聲音，則表示有積存氣體，必須做排氣體操。

排氣體操

會出現脹氣現象的人，可能是昨天所吃的食物沒有澈底消化，因此產生了疼痛與壓迫感，而打診時會「碰碰」作響，也表示身體內有脹氣存在。所以，利用壓診可以覺察身體內是否有脹氣存在，查知身體的異常現象。如果壓診正常，打診時又沒有聽見任何聲響，則表示消化器官一切正常。

一旦在壓診、打診時發現異常者，我建議逐漸將餐食分量比例調整為早餐3（以肉類為主，搭配蔬菜、水果），午餐2（以魚類為主，搭配蔬菜、水果），晚餐1（以少許蔬菜、水果搭配以10杯水或蘿蔔汁和1杯米做的「蒸粥」即可，請參閱頁96的「蒸粥作法及步驟」），而且在睡覺前3、4小時禁止再食用任何食物。這種逐漸調整餐量的行動，請盡量持之以恆，循序漸進。此外，也可做做腳腕回轉法等（請參閱頁156），來排掉體內的脹氣。

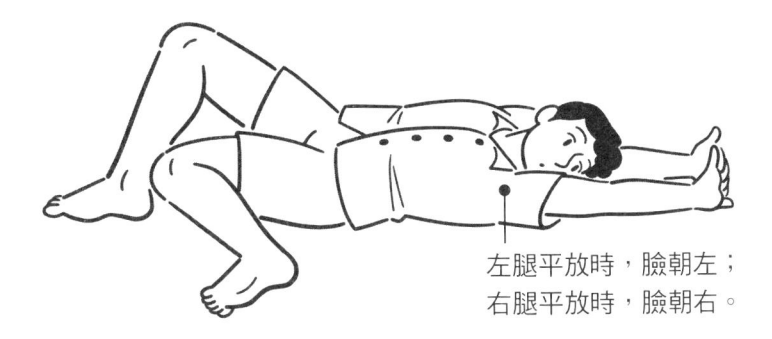

左腿平放時，臉朝左；
右腿平放時，臉朝右。

↑ 圖 3-15 排氣體操：① 雙手置放在頭部上方，手心朝外交叉；② 兩膝以八字張開；③ 兩腿交叉朝內平放，一共做 3 回。

第二診：午間的眼睛指壓和耳部指壓——
　　　　減輕心理上和生理上的壓力反應

眼睛指壓

　　在午間做眼睛指壓，對於長時間伏案用功的學生、上班族以及愛看電視的朋友，非常有幫助。因為眼睛疲勞會造成肩膀痠痛僵硬，因此伏案或專注某一目標一段時間後，建議最好指壓一下疲倦的雙眼，不僅可以消除壓力，鬆弛精神，還可以讓眼睛休息，緩解疲勞。作法如下：

① 閉上眼睛，張開雙肘，將雙手中指從鼻梁由下往上推，放在額中間的髮際。
　a. 中指順著鼻梁、額頭向上到髮際。
　b. 中指壓按髮際的同時，拇指則按摩眼眉之間的凹處。
　c. 從眼頭到眼尾，沿著眼窩上下、由裡往外按摩，直到痠痛感消失為止。
② 眉頭下凹處，用力壓、揉，但是不能壓到眼珠。
③ 兩中指仍然維持往下壓在髮際，兩拇指漸向兩側按壓，直到眼尾上方。

　　進行眼睛指壓時，以躺臥最為理想。如果不方便，也可以坐在椅子上進行。壓揉眼睛時，須咬緊牙根，收縮下巴，頸後要用力。如果眼睛疲勞，壓起來會有痛的感覺，但仍要繼續指壓，直到不痛為止，才能達到效果。

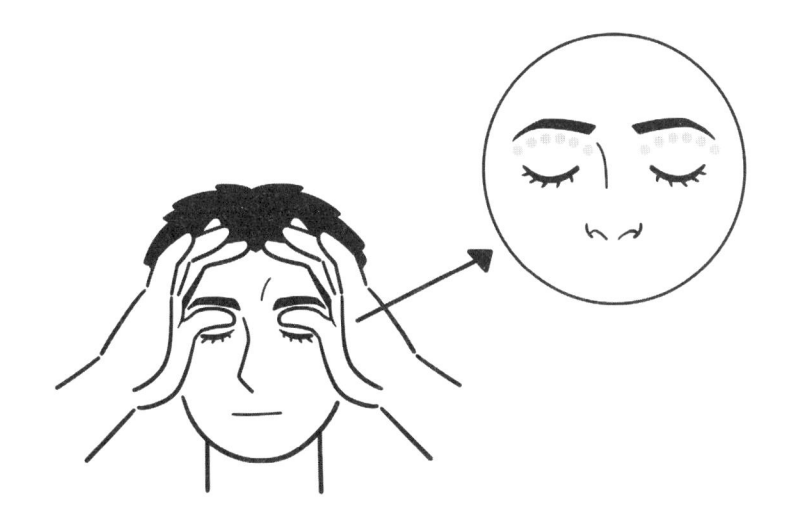

↑ 圖 3-15 ① 眼睛指壓：閉上眼睛，張開兩肘，將雙手的中指放在額頭中央的髮際；② 將拇指壓放在眉毛下凹處用力壓揉，這時候要收下顎，頸後要用力。

耳部指壓

我們在一天當中，只有午間頭腦最清晰，也是用腦最好的時刻。如果在午餐前做耳部指壓與眼睛指壓，可以暢通身體內的積氣，也可消除緊張和疲勞，然後再食用午餐，必能使午後精神百倍，創意不斷。

耳朵是各器官神經集中的地方，耳部指壓可以消除神經的疲勞與精神的壓力與緊張，也可以暢通體內的脹氣，協助腸胃的蠕動，促進消化的功能。做耳部指壓時，請舌頂上顎，緊閉雙唇與雙眼，努力咬著牙關來做，如耳部指壓部位圖內的 A、B、C 的部位（如圖 3-21），用拇指、食指，中指把各部位依捏、揉、拉的順序重複按摩（如圖 3-16、圖 3-17、圖 3-18、圖 3-19、圖 3-20）。

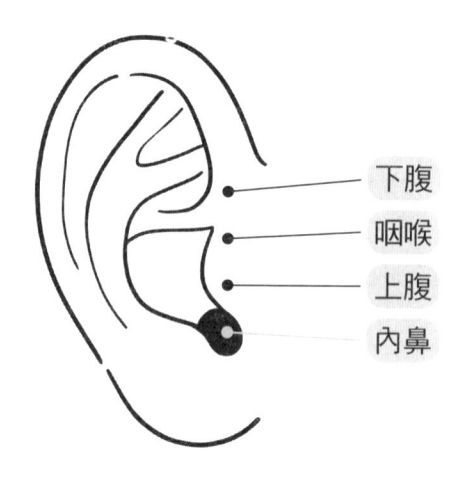

↑ 圖 3-16 耳屏穴位圖。

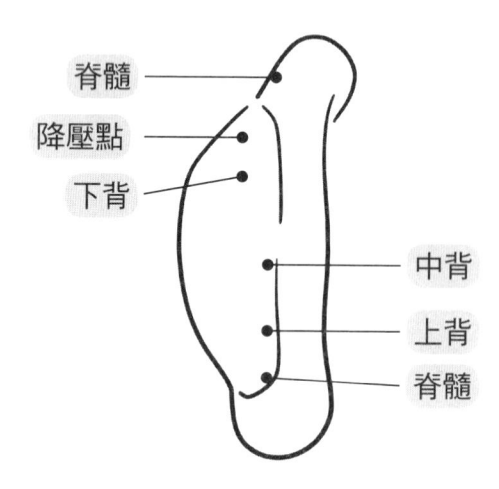

↑ 圖 3-17 耳背穴位圖。

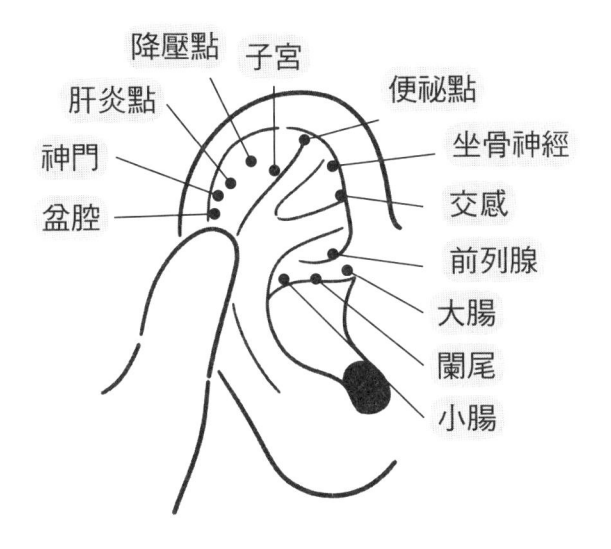

↑ 圖 3-18 三角窩穴位圖。

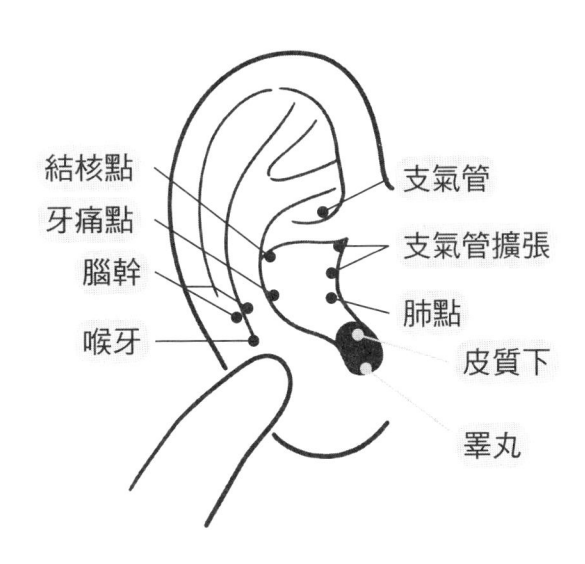

↑ 圖 3-19 對耳屏穴位圖。

身體如何「不生氣」、「不中毒」？ PART 3 123

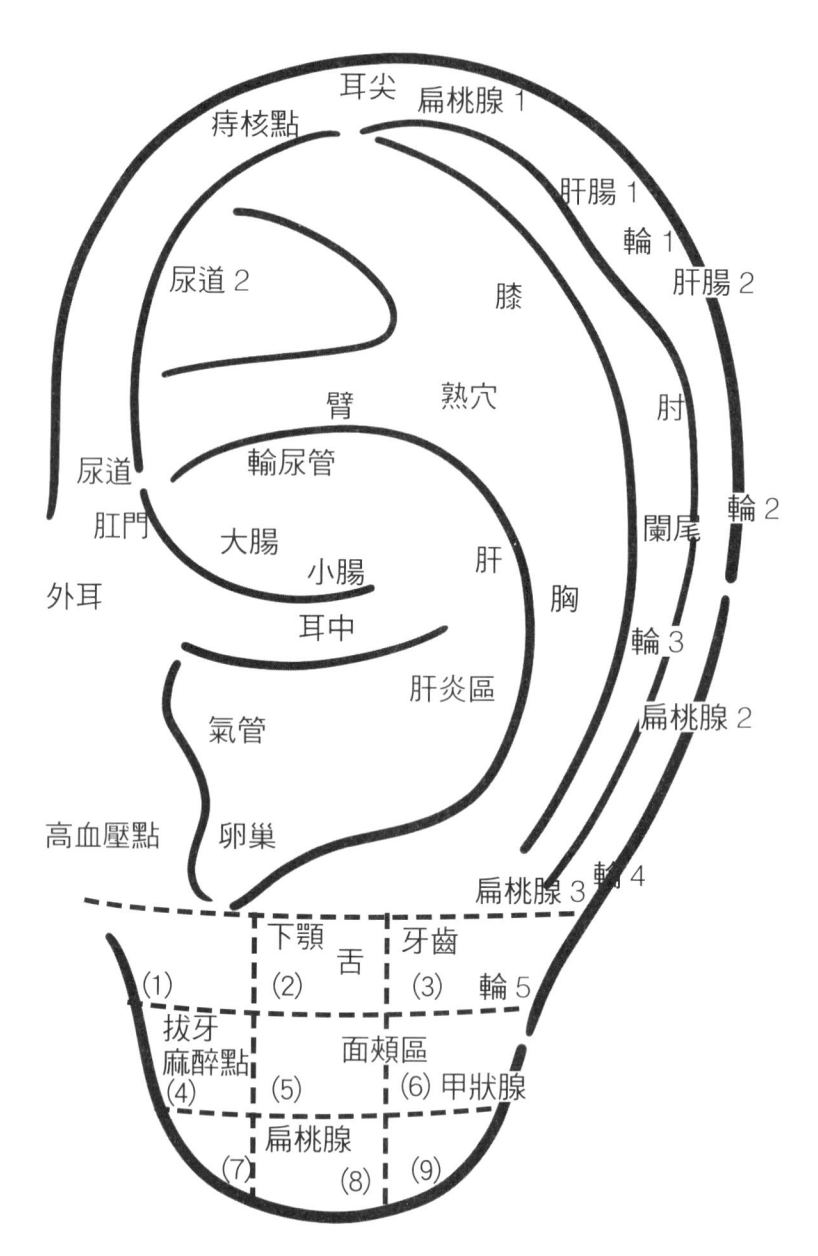

↑ 圖 3-20 全耳穴道圖。

耳部指壓除了可消除神經疲勞與舒解心理壓力之餘，更可暢通氣體，增強胃腸的功能。按圖 3-21 的 A、B、C 各部位，以拇指、食指指腹分別做捏、揉、拉的動作；拉完後，再以拇指壓耳垂、耳尖上、耳中後的凹處。做的時候，要注意兩肘必須抬平與肩同高，才會有好效果。操作方式如下：

① 用力捏 A 部位之後，再將整個耳垂及耳內相關部位，適力反覆壓揉，然後使力向上拉，直到蓋住耳穴為止。另以拇指壓揉耳下穴道。
② 同樣用力捏 B 部位之後，再適力壓揉數次，特別是耳內的凹槽部分一定要揉到。然後，用力向下拉，直到蓋住耳穴為止。另以拇指壓揉耳上穴道。
③ 用力捏 C 部位之後，再輕揉數次，連耳內部都要揉到，然後用力向內拉，直到蓋住耳穴為止，並以拇指壓揉耳後根正中。
④ 先用中指上下按摩耳根前後，再加食指共同按摩前後方耳根，充分刺激整個耳朵。
⑤ 最後，用手掌將整個耳朵向前壓倒，蓋住耳穴，使聽不到外界的聲音為止，前後各旋轉按摩 6 次。接著閉起眼睛，深吸一口氣後，很快將兩手放開並同時深深吐氣、張開眼睛，此時會有神清氣爽的感覺。

如果每天 3 餐前，上午 10 點、下午 3 點及睡前各做一次耳部指壓，不僅可以使腦筋靈活，消除緊張、疲勞及痠痛，還可以預防老人失智症，絕對是一舉數得。

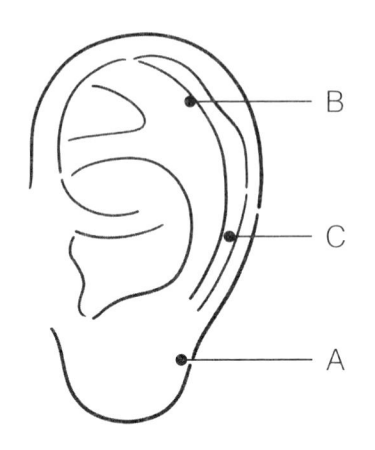

↑ 圖 3-21 耳部指壓部位圖。

第三診：傍晚時的溫診──是否做好接受晚餐的準備

平常我在演講時會告訴聽眾，人在一天當中，以午後 3 到 5 個小時，即傍晚 4 到 6 點這段時間最為疲憊，因為上班族工作過度、學生用腦太久、家庭主婦辛勞操持家務。如果在傍晚時分，能適當消除身心疲勞與鬆弛緊張情緒，對個人的身心健康會相當有幫助。通常我們感到疲勞時，首先會想到以按摩的方式，來消除肌肉的痠痛。可是，如果下午 5、6 點仍然感覺疲累不堪時，建議你在晚餐或入浴前，做一次自我檢查，找出疲勞的部位在哪裡。我一向強調，自我健康管理的當務之急，就是每個人要對自己的健康負責，特別要經常檢查自己的健康狀態，才能做好預防與治療。

因此，我建議每個人在傍晚的時候，做一次溫診。無論坐姿、站立、躺臥都可以執行，但是不管採用哪種姿勢，都必須伸直背脊，然後以單手手背測量胸部、乳房、心窩、肚臍、肚臍四周、下腹部、腰的溫

度，檢查是否有發冷的部位。由於手背溫度比手心低，比較能感受到微妙的溫度，因此，以手背量溫比手心來得恰當。兩膝、腳跟、趾尖難以用手背量溫，可以改以手心包裹的方式來測溫。

溫診法

如果你的身體有特別冰冷的部位，這是腹中滯留廢氣、心裡積存壓力、代謝機能衰弱的證據。這個時候建議以運動、按摩與指壓、入浴等方式，來消除疲勞與脹氣。最好在傍晚用餐前、身體最為疲勞時施行，以單手手背在肌膚上，檢查哪一個地方發冷。

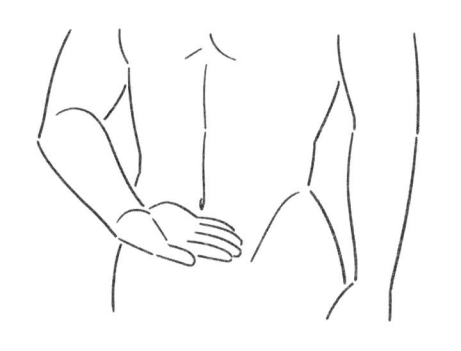

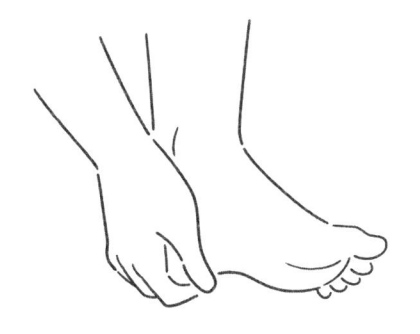

⬆ 圖 3-22 傍晚溫診（一）：以單手手背測量胸部、乳房、心窩、肚臍四周、腹部、腰的溫度。

⬆ 圖 3-23 傍晚溫診（二）：兩膝、腳跟、趾尖則以手心包裹，檢查是否冰涼。

如果完成溫診後，察覺有冰冷的部位，即表示你的身體內部確實有脹氣，代謝機能降低。一旦有溫度上的差異，我主張先藉洗澡來消除疲勞，亦可用按摩與指壓來排除。提到洗澡，我研發了一個「浪漫三段式入浴法」的妙招。在我推廣的「自我健康管理法」中，最重視的就是

吃東西以前要先休息一下，最好在晚餐前先洗澡，然後休息片刻。也就是，先消除疲勞、再進食。在睡覺前，更需要完全把疲累消除，洗澡即是最好的方法之一。

浪漫三段式入浴法

每天洗澡不一定意味洗乾淨，我期盼大家看了這本書，可以「洗對澡」，舒適解疲快樂似神仙。在洗澡時，每天會觸摸身體各部位，有助於了解哪裡腫痛或有硬塊的變化，可以提前預防重病和降低生病的機率。我希望提出一個合理友善的身體清潔法，讓讀者體悟這個「浪漫三段式入浴法」，其實已歷經 5000 年實際的運作，再結合現代醫學保健的觀念，可以說是一個潔身兼顧養生的聖法，更能讓大家發掘洗澡的樂趣——

浴室雖小乾坤大，洗淨全身皆聖賢。
水暖氣圍真舒暢，身心換面好氣場。

我們一般人對於洗澡的觀念，僅止於清潔身體而已，我卻認為，洗澡是一種全身的運動，如果方法得當，除了達到清潔的目的外，還可以活動筋骨，消解疲勞，延續健康的壽命。

在洗澡前，切忌肚子太餓或太飽，晚餐前的洗澡，建議先喝少許高湯或果菜汁，稍作休息再入浴；而飲酒過量，千萬不要洗澡，特別是有高血壓的人，避免腦出血的可能性。洗澡前，不妨先做腳的體操，這是消除疲勞的前奏。

腳的體操

① 首先仰臥，兩腳伸直。
② 腳跟合併不動，腳尖開、合的動作重覆數次。
③ 姿勢同前，兩腳的腳尖合併。
④ 從外側轉 2、3 次，再由內側轉 2、3 次。
⑤ 腳尖合併，腳跟抬高。

做完腳的體操後，起立再做脖子運動，將脖子左右各轉 2、3 次。

洗澡時，不要忽略好好的洗腳，特別是腳板心，邊清洗邊指壓，可以刺激末梢神經，不但能消除疲勞，也可預防香港腳。利用浪漫三段式入浴法清洗身體時，盡量不使用香皂，改用絲瓜絡等粗糙的東西擦拭肌膚，脫除污垢。這是因為有些香皂含有碳酸鈉與苛性鈉，可能引起溼疹類皮膚病，一些皮膚過敏的人更應該避免使用。洗澡的時間不宜過久，謹記在發汗前，就要離開浴缸。如果遇有出血中、拉肚子或其他醫師囑咐禁止入浴者，就應該暫止入浴。

在《禮記・玉藻》中對洗澡做了一些規定：

日五盥，沐稷而靧粱，櫛用樿櫛，發曦用象櫛，進禨進羞，工乃升歌。浴用二巾，上絺下綌，出杅，履蒯席，連用湯，履蒲蓆，衣布曦身，乃履進飲。

這段話的意思是：每天要洗 5 次手。用淘洗稷穀的水洗頭髮，用淘洗高粱的水洗臉。梳理剛洗過的溼頭髮，要用白理木做的梳子；頭髮乾了之後會糾結在一起，這時候要用象牙梳子來梳理才會順暢。洗澡後，要喝點酒，吃點東西，同時命樂工升堂唱歌，這對恢復疲勞有幫助。洗澡的時候，需要用兩種浴巾來擦身體：擦上體用細葛巾（用藤本植物「葛草」做成的布巾），擦下體用粗葛巾。從浴盆中出來，要先站在蒯席（草席）上面，用熱水沖洗雙腳，然後再腳踏蒲蓆，穿上布衣以吸乾身上水滴。最後，穿上鞋子，接著再喝點酒，吃點東西，聽聽音樂。

　　看了上面這一段話，是否覺得古人對洗澡、梳頭、擦拭身體很講究呢？而且還告訴我們，「洗澡後，要喝點酒，吃點東西」。我一向主張，飯前洗澡，洗澡可以很浪漫，讓清洗身體的過程舒服、輕鬆，最好有泡澡的程序，讓全身排汗，然後休息片刻再用餐。我參考古人的沐浴方式，研發出「浪漫三段式入浴法」，可以充分消除疲勞。

　　想想以前古人洗澡，完全用天然的材料，不用沐浴乳。他們先以黃泥土搓揉身上的汙垢，後來發現紅泥土中的一些物質，能夠讓皮膚表面變得光滑潔淨，因此他們把這些紅泥土晒乾揉淨，提取出了早期的皂類物質。而且，日後還發現了皂角樹上的皂莢可以製造出「肥皂」，古人使用的沐浴清潔用品都是取自大自然。

　　「浪漫三段式入浴法」可以幫助大家泡澡時全身排汗、排毒，然後經過充分的休息之後，再補水用餐，這是用一個非常友善的方式來清潔身體。

浪漫三段式入浴法步驟

① 請先將適量的米酒、薑、鹽,放入溫度適中的水中。

② 雙腳放入特殊熱浴水中,先讓腳浸泡6分鐘,會感覺一股熱氣往上衝,全身的氣血循環,微微出汗。

③ 水量高過膝蓋5公分以上,用雙腳腳跟的內側部位互相摩擦、再互相撞擊,然後再以腳跟互踩腳趾尖,仰頭,頸靠缸,吹口哨或輕聲唱歌,以放鬆心情。

④ 坐入放在水中的小凳子上,讓水淹過肚臍約3公分左右,雙肩最好披條毛巾,避免著涼。此時可以按摩眼睛、耳朵、髮際和頭部,對消除疲勞有很大的幫助。

⑤ 全身坐入浴缸中,水淹至肩膀,浸泡約2分鐘,同時做腳底的按摩,並且輕聲唱歌,放鬆心情。

⑥ 沐浴時,不可忽略腳板心,要時常按摩它,也可用浮石按摩腳部更好。

⑦ 沐浴時間不宜過長,發汗的時候就要盡快離開浴缸。在床上鋪上大毛巾,躺在上面讓汗自然流出;等汗流完,用溫水沖洗並擦乾身體。切勿開冷氣,也勿吹電風扇,稍微休息後,再用晚餐。

⑧ 泡完澡後,切記不可喝冰冷的水或飲料,也不要吹冷氣或電風扇,讓汗自然流乾,也讓全身的氣、血自然通暢。如果口渴的話,可以先放罐裝啤酒或一瓶水在浴缸內,浴後溫熱緩飲絕佳!

水要超過膝蓋 5 公分以上。

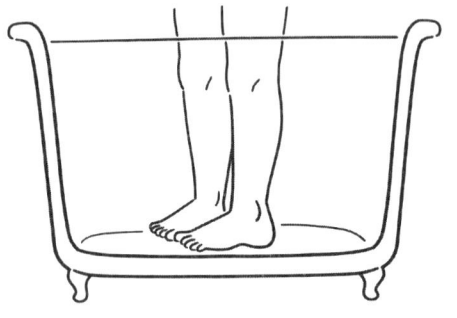

STEP 1 雙腳腳跟內側互相摩擦、撞擊,再互相踩腳趾尖。

在浴缸內放小凳子坐下。

STEP 2 水過肚臍約 3 公分左右,用毛巾披肩,以免受涼。

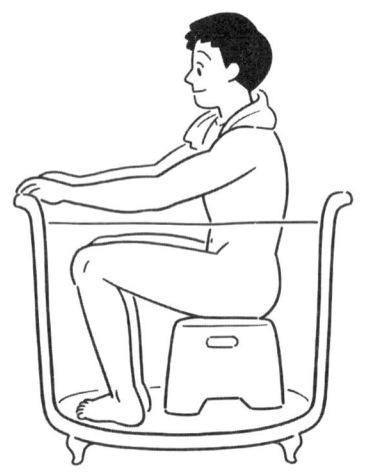

仰頭吹口哨、唱歌。
後頸靠浴缸,刺激髮際。

STEP 3 全身坐入浴缸中,水要淹過肩膀。放鬆心情,讓頭腦清醒!

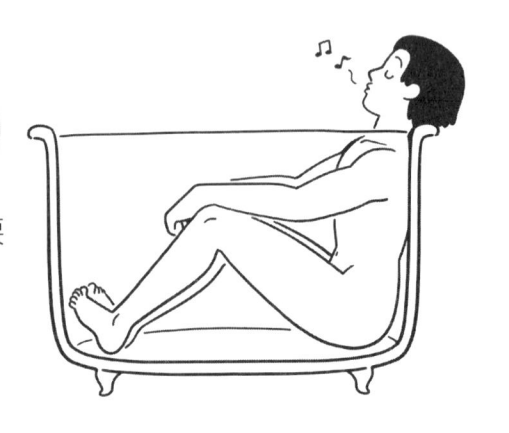

↑ 圖 3-24 浪漫三段式入浴法步驟圖。

米酒薑汁泡腳法

在我的病人中,有些孩子和成年人為了手腳冰冷、腰痠、肩痛、血壓不穩定、疲勞難以消除、失眠等問題所苦。所以,在這裡我提供家傳的「米酒薑汁泡腳法」,讓大家嘗試使用。此法可以消除疲勞,通氣,調整血壓,溫暖全身,讓人熟睡。

米酒薑汁泡腳對於常為失眠所苦、手腳冰冷、肩痠、疲勞、生理痛及血壓不正常的人來說,改善效果很好。一般人可於一個月連續泡 5 至 7 天;常抽筋者除了補充鈣質外,亦可搭配此法。但是,如果孕婦有出血的症狀,就不能泡,高血壓病人也不能泡!

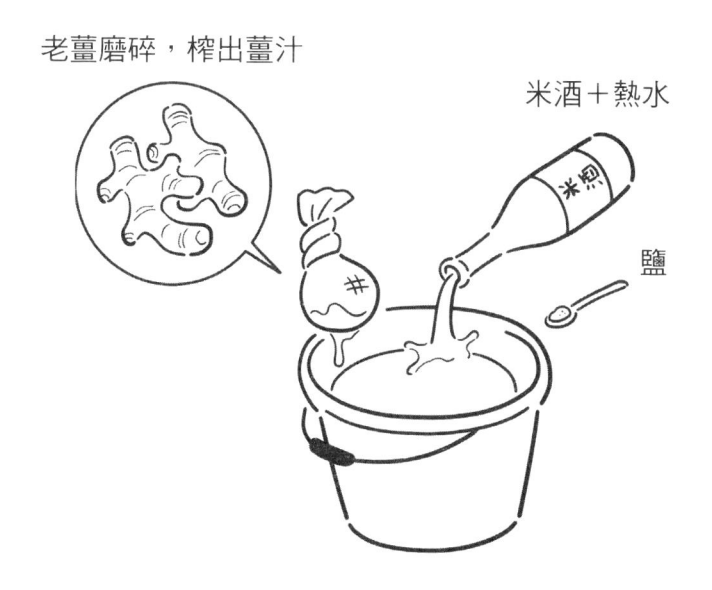

⬆ 圖 3-25 米酒薑汁泡腳法,幫助大家打通氣血、排氣、助眠。

材料

米酒（加鹽米酒亦可）4 瓶、鹽 10 公克、帶皮榨出的薑汁 100 毫升、深水桶一個、適量熱水。

步驟

① 把帶皮的老薑磨碎，榨出薑汁 100 毫升備用。
② 將 4 瓶冷米酒倒入水桶裡，先浸腳 15～20 分鐘。
③ 加入鹽 10 公克及薑汁 100 毫升。
④ 加入熱水至膝蓋上 5 公分左右，熱水的溫度以能忍耐的溫度為限，但須避免過度刺激。此時，再將腳放入泡 15～20 分鐘即可。泡過的酒水記得不要倒掉，第二天可以再用 4 瓶新的冷米酒浸泡雙腳 20 分鐘，須加熱水時，就先把前一天泡過的酒水加熱，倒入桶內，另加鹽 10 公克、薑汁 100 毫升，再浸泡雙腳，步驟同前。

第四診：睡前時的頭部和足部壓診——可以了解一天的疲勞，刺激胃腸

「一日四診法」裡的第四診，是在睡覺前，查看身體各部位有無疼痛或僵硬的地方。倘若發現某一症狀，必須設法使其先減緩下來。當然，每個人入眠前，都希望一覺到天明，這時候可以多做頭部和足部的指壓，幫助我們睡得又香又甜。

頭部指壓

① 上半身挺後，背脊伸直，舌頂上顎，雙唇緊閉，在頭頂中央及額頭至髮根的髮際、後頸中央皆是指壓重點，必須輕輕的揉壓。

② 以食指、中指指壓眼尾太陽穴,虎口張開。大拇指同時指壓後腦和頸部交接凹處,直到痠痛感完全消失為止。

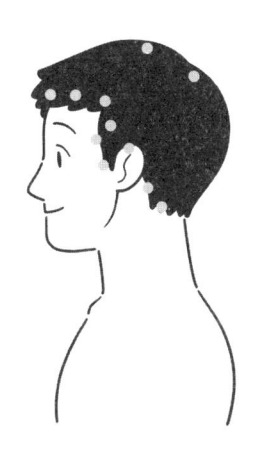

↑ 圖 3-26 頭部指壓:頭上標示的點,都是揉壓點。

足部指壓

① 以拇指與食指垂直夾住趾尖的趾甲兩側,重複使力抓,然後鬆開。注意:每根腳趾都必須重複如此做。
② 以上下方式、夾住趾間,再由左右用力夾住腳趾根、指壓。

頭部的疲勞,可以透過腳的指壓來消除。指壓腳後筋的地方如果會痠痛,表示疲勞尚未消除,必須指壓到不痠痛為止。自己指壓的話,不能怕痛,也不能因為怕痛而不確實去做,否則就達不到效果。指壓腳後筋到不痛後,就搓洗周邊的汙垢,然後再以熱、冷水交替沖腳,如此便可消除疲勞了。

| **STEP 1** 以一隻手將趾尖往上挪再繞圈,並以另一隻手指壓阿基里斯腱和腳跟處。

| **STEP 2** 以上下方式,夾住趾縫,用力抓壓。

| **STEP 3** 以拇指與食指夾住趾甲兩側並用力抓壓,每根腳趾皆須重複施行。

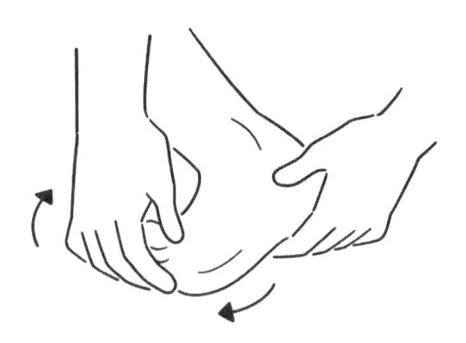

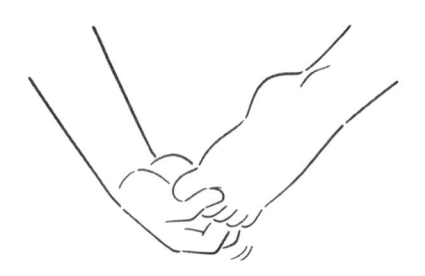

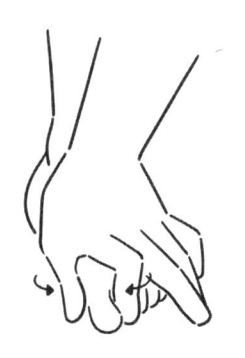

↑ 圖 3-27 足部指壓步驟圖。

睡前抬腳排氣法

萬一頭部與足部的指壓無法排除體內的脹氣，建議做「睡前抬腳排氣法」。做起來很簡單，只須躺下，在膝蓋的地方放墊子鋪底，兩手托住下巴，輪流以腳跟踢臀部，大約做 5 分鐘，便可促進大腸蠕動，排出體內的脹氣。

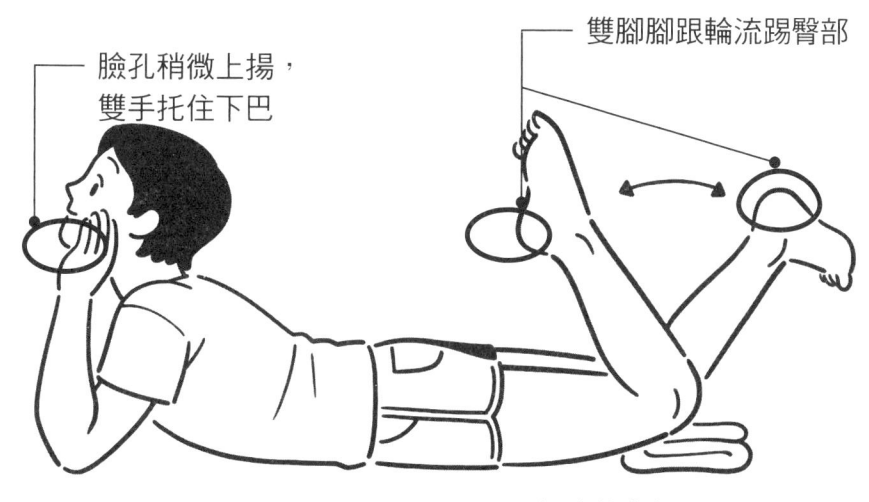

臉孔稍微上揚，雙手托住下巴

雙腳腳跟輪流踢臀部

在膝蓋處鋪上毛巾或墊子

⬆ 圖 3-28 睡前抬腳排氣法的姿勢。

7

進食和接觸造成體內的毒

　　根據衛生福利部的公告,長達 10 幾年來,大腸癌位居臺灣癌症發生人數的第一位,在 2019 年癌症登記資料顯示,大腸癌發生人數為 17,302 人,平均每天有 47 人罹患大腸癌,每 13 人就有 1 人罹患大腸癌。而大腸癌好發年齡為 50 歲以上的族群,國民健康署針對年滿 50 歲

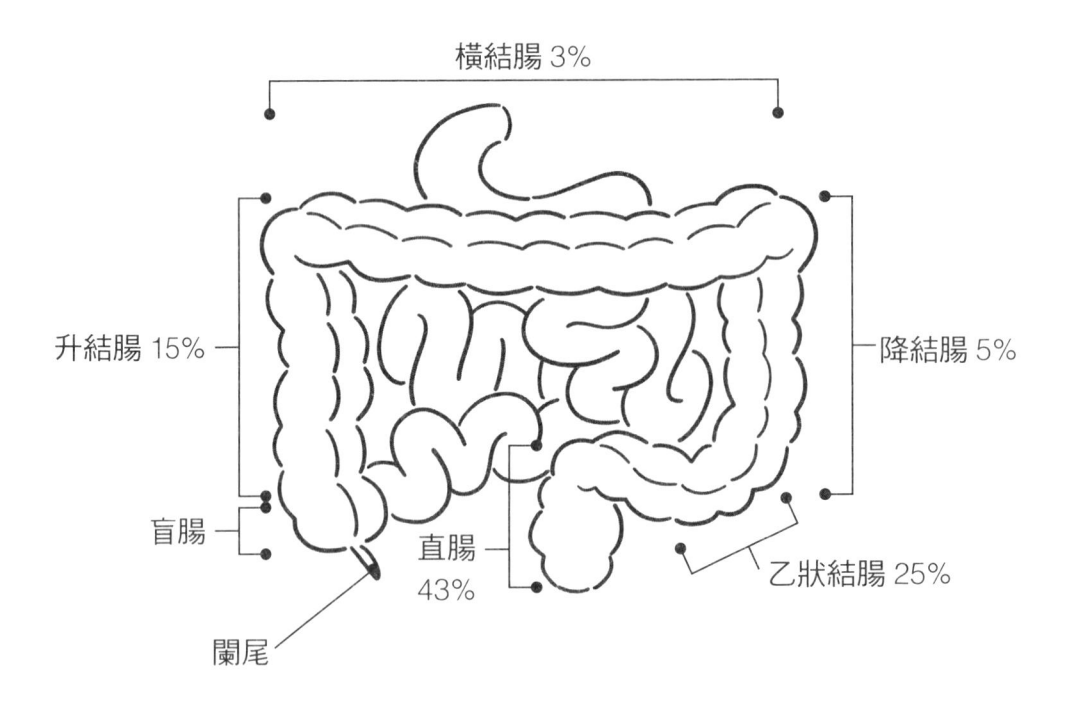

↑ 圖 3-29 臺灣大腸癌的分類比例。

至未滿 75 歲的民眾，補助每 2 年 1 次定量免疫法糞便潛血檢查。

科學實證研究顯示，定期接受篩檢，可以有效降低 35% 的大腸癌死亡率和減少 29% 的晚期大腸癌發生率。如果篩檢結果是異常而未及時接受大腸鏡檢查，死亡風險將會提高至 64%！如果超過 1 年以上才接受大腸鏡檢查，罹患大腸癌風險更達 2.8 倍。

有鑑於此，除了定期接受篩檢之外，若篩檢結果呈現異常，我建議在 6 個月以內接受大腸鏡檢查，以確定大腸腸道內的狀況。

大腸癌是臺灣人常見的癌症，其早期診療的 5 年存活率可以高達 90% 以上，假使到了第 4 期，5 年存活率則在 20% 以下，唯有及時確診才能把握治療黃金期。

大家可能不知道，原來南韓人罹患大腸癌的情況比臺灣人還嚴重，在 2014 年以前有將近 20 年的時間，南韓和臺灣青壯年大腸癌平均年增率各居東亞國家的第 1 和第 2 名。

根據《美國胃腸病學雜誌》（*"The American Journal of Gastroenterology"*）2019 年 2 月號披露，亞洲的南韓、臺灣、日本、香港這 4 區 50 歲以下，大腸癌（含結腸癌和直腸癌）的平均年增率排名，全是南韓和臺灣排在前 2 名。

表 3-15　1995～2014 年亞洲 4 區 50 歲以下大腸癌（含結腸癌和直腸癌）平均年增率排名

地區	♂男性結腸癌排名	♂男性直腸癌排名	♀女性結腸癌排名	♀女性直腸癌排名
南韓	第 1 名	第 1 名	第 1 名	第 1 名
臺灣	第 2 名	第 2 名	第 2 名	第 2 名
日本	第 3 名	第 4 名	第 3 名	第 3 名
香港	第 4 名	第 3 名	第 4 名	第 4 名

＊資料來源：《美國胃腸病學雜誌》（"The American Journal of Gastroenterology"），2019 年 2 月號 114（2）：322-329。

根據南韓的期刊《癌症研究與治療》（"Cancer Research And Treatment"，一本以腫瘤學綜合研究為特色的國際期刊。該刊由 Korean Cancer Association 出版商創刊於 2001 年）統計，南韓 20～49 歲的大腸癌發生率在 2011 年居於高峰期，隨後便逐漸緩慢下滑，終結亞洲第一的紀錄。到底南韓是如何改善的？2020 年，南韓的大腸癌發生率已經下降到 27.2%，退到全球 30 名以外了，而臺灣的大腸癌發生率卻增加到 40.5%，位居全球第一。

預防篩檢及體內環保都很重要

南韓首爾大學醫學院預防醫學系愛鮮新（Aesun Shin）教授告訴大家，這要歸功於做提早篩檢。根據南韓國家癌症篩檢的調查顯示，40 歲以上的南韓人，高達 48% 積極接受篩檢，使得許多人幸運的可以在瘜

肉階段就根除，及早剷除罹患大腸癌的可能性。我們觀察臺灣在近 40 年來，40～44 歲、45～49 歲這兩個年齡段的大腸癌發生率，增加幅度平均高達 2 倍之多，而在 2015 年至 2019 年，40～44 歲者發生率增加到 57%，45～49 歲者發生率增加到 46%，與 2005 年至 2009 年比較，短短 10 年，大幅度成長了 50%。這是一個相當大的警訊，引起醫界的重視，顯示臺灣人的腸道極有可能從小就遭到破壞了。所以，我和母親莊淑旂博士早在 40 年前就主張要做「腹內大掃除」，而且從小就要開始做起，養成習慣，健康護一生。

前面我有提到腸道菌失衡的問題，一旦失衡會導致肥胖、糖尿病、消化道疾病和代謝症候群等疾病。除了大腸癌發生主因在於飲食和生活習慣外，也有可能因為臺灣濫用抗生素破壞腸道菌相，助長了人們罹患大腸癌的機率，甚至加速年輕化的趨勢。

我是小兒科醫師，深知 3 歲以前的嬰幼兒是腸道菌相發展的關鍵期，這個時候的腸道菌群很容易遭受到抗生素藥物的破壞，一旦重要的關鍵菌種被誤殺而消失，就很難恢復了，這也就是我常提醒家長們：**幼兒在 3 歲以前就會定型，千萬不要隨便施以抗生素！** 在 2023 年 1 月，美國德州大學休斯頓健康科學中心在《國際流行病學》（*"International Journal of Epidemiology"*，一本雙月刊的醫學雜誌，內容涵蓋流行病學研究。它是國際流行病學協會的官方期刊，由牛津大學出版社出版）期刊發表了一篇研究報告，報告中披露德州大學團隊進行一個長期、有關腸道菌的研究，而且把腸道菌定型的時期往回推到母親懷孕 10 個月的時期。這個研究探討了胎兒期暴露抗生素藥物，是否會增加大腸癌的風險。研究的內容簡介如下：

> **研究對象**
>
> 以 1959～1967 年 1 萬 8751 位加州孕婦為主。
>
> **情況**
>
> a. 孕婦中有 2635 人在懷孕期曾經接受 4 類抗生素（四環素、青黴素、短效磺胺、長效磺胺）治療，表示這些孕婦腹中的胎兒就接觸了抗生素。
>
> b. 2635 名胎兒長大後，有 80 人罹患大腸癌，被確診的年齡在 23～59 歲之間；而且，在胎兒期接觸「長效磺胺類的抗生素」者，在 55 歲被診斷罹患大腸癌的比率，比一般人高出 5 倍，至於其他抗生素則沒有差別。
>
> 【磺胺類抗生素（Sulfamethoxazole，能夠抑制細菌的葉酸合成）時常和另一類抗生素甲氧苄啶（Trimethoprim，TMP，為一種抗細菌藥，主要用在治療泌尿道感染，其他用途包含治療中耳炎和旅行者腹瀉）一起使用，主要治療呼吸道、尿路、消化道感染等，屬於常見的抗生素藥物。根據統計，2022 年臺灣使用磺胺類和甲氧苄啶的健保申報量，就有 31 萬 5600 劑之多。】
>
> **貢獻**
>
> 這篇報告是世界第一份探討抗生素和大腸癌有直接關聯的研究。

從德州大學這項研究，讓我們了解到，生活中除了飲食會讓人們中毒外，接觸抗生素等藥物也會使人體內產生毒素。可以說，生活裡的毒無所不在。在我的病人中，讓我印象很深刻的是兩個病例，一位是經營小吃店的沈先生，45 歲，每天清晨 3、4 點起床準備食材，親手打理，從早餐賣到晚餐，晚上 9 點關門休息，清理打掃後，大約凌晨到半夜 1

點才睡覺，夜以繼日每天都是如此忙碌，主要想還清債務，沒想到有一天去做大腸鏡檢查，確診罹患大腸癌。之後，沈先生到診所請教我要如何治療。

另一位是陳女士，她告訴我，她母親懷孕期間因為治療泌尿道感染，採用磺胺類抗生素，致使她在胎兒時就接觸了抗生素，她在44歲時，確診罹患大腸癌。

這兩件罹癌的案例，一件是因為飲食和作息不正常，一件是身體接觸了抗生素。我相信，還有其他許多的案例能提醒大家，我們所處的環境裡到處都有毒，因此我們需要時常檢測，體內環保是否確實做好。

「環保與無毒」是一體兩面的概念，人們時常誤會只有老年人要做體內環保，事實上從孩童到老年人都要做體內環保。我主張的「腹內大掃除」即是體內環保的一種，是幫助大家的身體處於年輕的狀態。從體內到體外，也從生理到心理，每一個環節互相影響。

一個人究竟會成為耗損健康的「聚毒」體質，還是可以充分發揮免疫功能的「拒毒」體質，都是從生活中日積月累而來種種因素，造成了這兩種南轅北轍的結果。所以，從來都不是其他的原因導致，而是自己讓身體產生毒素。

為了幫助大家了解自己的身體是否聚毒，我設計了一個體內環保檢測簡表，不妨測試一下，以便提早做「腹內大掃除」。

表 3-16　莊醫師體內環保檢測簡表

　　這個檢測所勾選的項目愈多，代表體內存在的毒素愈多；反之，倘若勾選的項目愈少，就代表生活中的環保指數愈高。請測試一下，你的身體是垃圾場嗎？

☑	題目
	1、經常忘東忘西
	2、精神不集中
	3、慢吞吞
	4、懶洋洋
	5、拿東西容易掉落，沒力氣
	6、懶得動，不喜歡運動
	7、喜歡吃保健食品、維生素等
	8、眼花花、視茫茫
	9、眼睛容易疲倦、乾澀
	10、鼻塞、鼻子癢、眼睛癢
	11、容易長黑斑、肉疣
	12、手脹腳腫行步難，雙腳常有沉重感
	13、常有口臭、體臭現象
	14、咳嗽痰多
	15、怕冷又怕熱
	16、時常感冒
	17、時常沒有食慾
	18、時常上廁所，頻便或頻尿
	19、容易便祕
	20、時常失眠，入睡困難
	21、感覺睡不飽
	22、看電視會打瞌睡
	23、每天用非天然洗髮精洗頭髮
	24、經常外食
	25、經常放屁、打嗝

「環保」、「無毒」的概念其實就是「自然」，回歸身體的原始需求和運作，減少不自然的添加或因素以免干擾正常運作，包括飲食、作息和心靈等方面，均以自然無壓力為優先，就能漸漸做到「環保」、「無毒」。人體本身就具有排毒和抗毒的本能，而身體之所以會變成聚毒的垃圾場，完全是因為對自己生活的輕忽所造成。想要脫離聚毒的體質，必須讓體內有乾淨的環境，不僅要隨時感受自己的身體狀態，運用簡單的檢測察覺自己的生活缺失，與此同時也要做「腹內大掃除」，讓我們的體內環保達到年輕化。

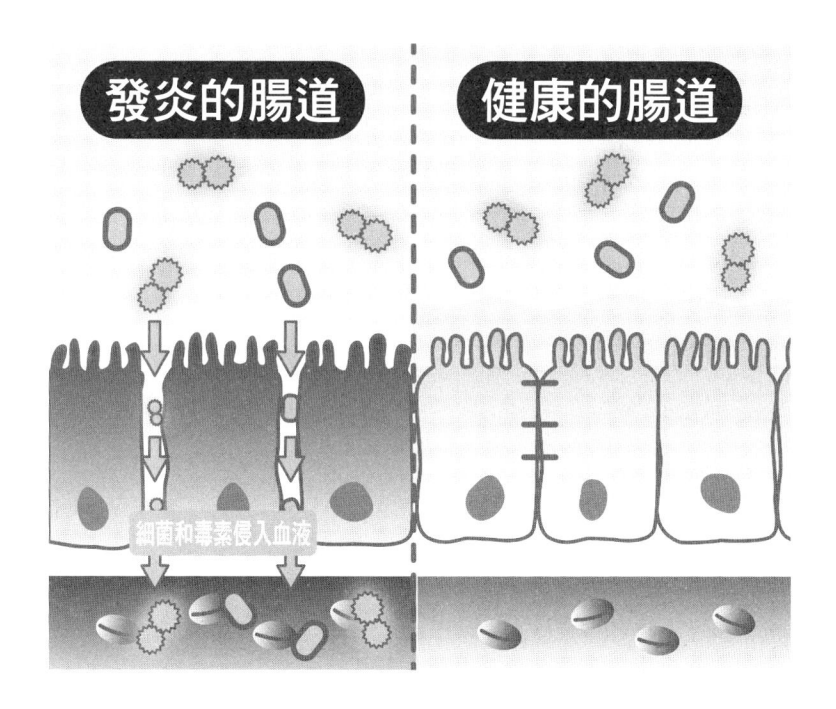

↑ 圖 3-30 發炎和健康的腸道對比圖。

8

如何阻斷體內的毒？

人體內的毒素是指什麼？所謂「毒素」，是指對人體有害的物質，如來自外在的環境汙染、輻射、紫外線、重金屬、化學物質、細菌、病毒、心理壓力、自由基、食物在消化過程中產生的廢物等。假使人體無法有效的阻斷毒素並排出體外，就會危害身體的健康。如果你出現臉色蠟黃、腸胃漲氣、下半身水腫等狀況時，代表身體在向你發出「需要阻斷毒素」的警訊了。

無論毒素是外毒或者是內毒，其中，自由基是對人體造成最大危害的內毒。它是人體氧化反應的產物，會不斷的產生，並且在人體的衰老過程、藥理與毒理作用裡，產生至關重要的作用，而且還會損害人體內的蛋白質、DNA 等，同時會引發細菌死亡或者癌變。

前文中，我談過宿便和廢氣這兩樣是萬病之源。一旦糞便產生後，若無法在 12～24 小時內排出體外，就會在腸道裡像垃圾般腐爛變質，變成細菌的滋生地，讓人體成為一處垃圾場。想像一下，宿便在人體內停留的時間愈久，產生的毒素被腸道重新吸收，就會損壞你的健康。廢氣是我們先吸入新鮮的空氣，再呼出自己不需要的氣體。不過，因為我們都是淺層呼吸或者運動時間不夠，無法透過深呼吸把廢氣排出體外，於是把廢氣積壓在肺部，重則會導致肺癌。

表 3-17 身體的毒從哪裡來？

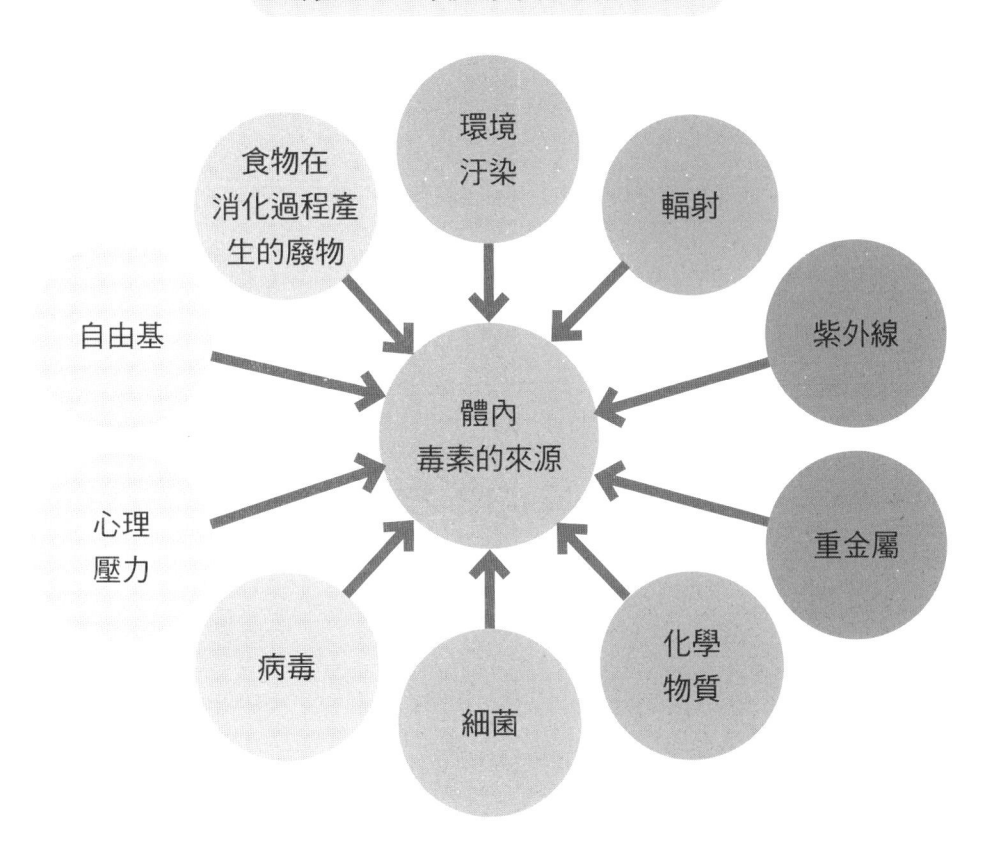

體內毒素的來源：
- 環境汙染
- 輻射
- 紫外線
- 重金屬
- 化學物質
- 細菌
- 病毒
- 心理壓力
- 自由基
- 食物在消化過程產生的廢物

　　由此可知，如果體內毒素太多時，所出現的病症徵兆會很多，例如臉部長痘子、出疹子、經常性的過敏、皮膚乾燥又缺乏光澤、頭痛、腰痠背痛、容易疲憊、不容易排便等。因為這些都是一些小毛病，很難引起我們的重視，但它們如影隨形，一旦時間拖久了，就會成為大病的潛因。想要阻斷這些體內的毒素，該怎麼做呢？我提供了5個因應之道，請大家參考。

🌱 補充益生菌

前面我提到過,日本流行腸活運動,我也鼓勵大家吃益生菌,因為益生菌可以促進腸壁蠕動,抑制腸道有害菌的生長,加速排除有害物質。好比說,優酪乳和優格都含有乳酸菌、比菲德氏菌等益生菌,是適合全家大小攝取、以阻斷毒素的食物。建議每人每天大約攝取 200 克的原味或無糖優酪乳或優格,不要選擇有糖或添加太多其他風味的,避免攝入過多糖量。

🌱 運動

運動是藉由肺臟排毒最好的方法,例如慢跑、做有氧運動等。我每天清晨帶領一支路跑隊,我們把運動養成習慣,天天實踐健肺的活動,一方面阻斷體內的毒素,另一方面可以排汗,藉由皮膚排出些微的體內毒素,一舉兩得。

🌱 每天適時、適量的喝水

喝水是一件小事,但是很多人誤解喝含糖的飲料也是喝水。在這裡我強調,喝水是指喝白開水。喝水一方面能夠稀釋體內毒素,減輕腎臟的負擔,另一方面能夠促進腎臟的新陳代謝功能,加強阻斷毒素的成效。基本上,每天要喝下足夠的水分,使體內的毒素可以透過尿液排出。每次喝水時要小口適量的喝,每次喝大約 100～200 毫升的水,讓身體充分吸收,無須牛飲或以很快的速度喝完。

攝取足夠的纖維

其實要確保腸道的健康，最簡單也是最重要的方法，是調整自己的飲食和生活習慣。說起來很容易，但做到很困難，我了解這牽涉到每個人有自己的偏好和習性，只能呼籲大家看在健康長壽的分上，努力去實踐。我建議可以多吃一些富含纖維和維生素的當令新鮮蔬果、全穀食物，盡量避免多吃煙燻、燒烤、油炸、辛辣和糖分多的飲食。

沐浴

古代養生長壽方法有「沐浴」這一項目。從史料和文物出土中，我們得知商王沐浴要洗熱水：使用溫鼎煮水，以單鋬（音同盼）鼎舀取熱水，倒在盂裡備用。洗手或洗臉時，侍僕拿勺從盂中舀水，以供商王盥洗，並以盤盛水；沐浴時，還會使用陶礫（音同闖）擦垢。這些盥洗的流程，從頭到尾，都有侍僕服侍。由此得知，一國君主懂得藉由沐浴清潔身體，排出體內毒素和消除疲勞。雖然藉由皮膚排除體內毒素的量不多，大部分是鹽分、蛋白質和無毒的尿素，不過，多流汗對身體是有幫助的。

沐浴不僅能沖洗存在皮下組織內的酸性廢棄物，而且可以代謝出滯留在體內的二氧化碳和有害物質。何況，沐浴也是一項運動，大家可以參考前文介紹的「浪漫三段式入浴法」（請參閱頁128）。如果有心血管慢性病史的人，沐浴時間則不宜太久。

9

好好放屁、屎來運轉

相信大家都想問我,如何能夠瞬間排出體內的氣體和廢物?我一向以正面態度來看待和解決問題,所以我會回答:好好放屁、屎來運轉。

無論多困難的問題,我喜歡以自然和簡單的方法去解決,就是配合自然的律動生活,實踐「莊醫師腸內氣體健康、診斷法」,去覺察體內是否有累積的氣體和廢物,以排出氣體和廢物為當務之急。

在這裡,我先介紹一些基礎的作法,來協助大家消解心理上和生理上的壓力,可以在日常執行,簡易方便。

再次提醒大家:**請把晚餐安排在睡覺前 3、4 個小時之前,晚上睡覺前不可吃宵夜,然後隔天早晨起床後,就可以做這些體操或按摩了。**

所謂「一日之計在於晨」,早上應該是我們精力最充沛的時刻,因為經過一個晚上的休息調整,身體的狀態達到最佳,而且大地和大氣中充滿著覺醒的氣象,享受這種氣息的方法即是早晨的散步或慢跑,讓大地的「能」幫我們的身體充電,這也是我每天會做的事,歡迎大家跟我一起做。

🌱 太陽神功：吸足陽氣，精神飽滿，體內無廢氣

清晨 5 至 6 點，可在公園或任何一塊草地上，進行「太陽神功」，先調息再慢慢睜開眼睛。這個時候的陽光柔和，請直視太陽，可吸收太陽的菁華，有益身心，讓你我整天精神飽滿，體內無廢氣。若能脫掉鞋襪以吸收地氣，效果更佳，但須將露水擦乾，並將草地清理乾淨。

🌱 早起散步或慢跑，促進肺部的氣交換活躍

散步走路時，大腿和手腕要用力，一旦用力了，背脊自然能夠伸張，姿勢趨向垂直。收縮小腹，開展胸膛，深呼吸；手往後擺時，請使勁擺動；腳往前時，大腿要用力踏出，這種走法可以讓肩部和腰部的沉重感消失，讓人神清氣爽。透過四肢用力時，可以加強末梢的血液循環，刺激專司體液代謝的脾臟，促進內臟的活動。

我記得母親莊博士一位好友——昭和大學客座教授上野正先生，他對於早起的散步和慢跑有很深刻的體悟，他說：「因為散步或慢跑能使肺部的氣交換活躍，做到促進四肢肌肉的收縮，使血液不滯留，可以達到防止致癌物質在組織內長期滯留的功效。」

走路的速度因人而異，自然又適當的速度是按照心跳而來決定，如果以公式換算，可參考如下：

（220 － 年齡）×0.6 ～ 08 ＝適當心跳

早起散步時，我主張赤腳踩踏在自然的土地上，沒有人工的水泥、磚瓦，也沒有棉襪、皮革、塑膠隔絕腳底肌膚和土地的接觸，用大地的能量幫我們的身體充電。

　　散步時，最好找一片青綠勻稱的草皮，看起來賞心又舒服，踩起來像毛毯一樣舒適，但不要太凹凸不平。先檢查環境，避免腳底受傷，然後打赤腳走在草地上，讓腳底呼吸清晨新鮮的空氣，直接與大地接觸，也直接透過腳底，刺激大腦的中樞神經。如果讓非天然的鞋襪阻隔，效果也會打折。當然也有環境不允許、一定要穿鞋的情況，這時候建議不要穿硬底的鞋子，最好穿薄而鞋底柔軟的棉鞋較佳，或多或少可以感受一些來自於天然土地的觸感。

　　提醒大家赤腳走路時，記得帶一條擦腳的毛巾，因為清晨多有露水，擦乾後，再穿鞋襪比較舒服。夏天比較熱，可以到達定點後，才赤腳走路；冬天氣溫較低，建議先走 10 分鐘或做好暖身操，等全身暖和後，再打赤腳散步。

　　假使家裡有長輩，我很鼓勵你陪伴長輩一起做。晨走的時間可以稍晚一些。以前我的母親在世時，我會陪她在清晨 5、6 點時，出門散步。但如果只是陪家中長輩出門晒太陽，可以等陽光出來、氣溫高一點再出門，即使是 8、9 點也可以。冬天時，甚至可以再晚一點出門，但是一定要注意保暖，務必記得戴帽子，天冷時連耳朵都要蓋住，脖子保暖的圍巾也不可少。

　　陽光較強的時刻，也要注意保護眼睛。長輩特別需要太陽的能量，就算是行動不便，必須借助輔助工具或是坐在輪椅上，也要每天出門走走，和太陽見面，打招呼。即便只是在住家附近的公園、學校逛一逛，都很好。

　　不管是就近散步或是開車上山，到定點後，可以自己行走的，就小

範圍的在平坦路面上,以身體感覺舒適的速度散步,不一定要求快,可以慢慢散步。

若是無法自行散步的長輩,帶他們到視野最好的位置,幫他們按摩頭、耳朵、手等,放鬆的在大自然的環境中,和大地融合在一起。按摩的同時,和他們聊聊天,讓他們備感溫馨,因為有人在身邊陪伴,對老人家來說是非常重要的,即使是對已經失去自主能力的長輩,同樣要這麼做。

下面介紹一種可以幫助大家健康又通氣舒暢、也是我每天會操作的散步方法。

前三後四散步法

① 找一塊平坦、安全的草地或土地,脫掉鞋襪,赤腳走路。
② 大腿內側和手腕要用力,因為一用力,背脊就會自然伸張,姿勢趨向垂直。
③ 肩膀放鬆,手臂以「前三後四」的比例自然擺動。
④ 收縮下腹,開展胸膛,深呼吸。
⑤ 手使勁往後擺動,大腿用力踏出。

抬頭挺胸，視線往前

大腿內側和手腕要用力，一用力，背脊自然伸張，姿勢趨向與地面垂直

肩膀放鬆，手臂以「前三後四」的比例自然擺動

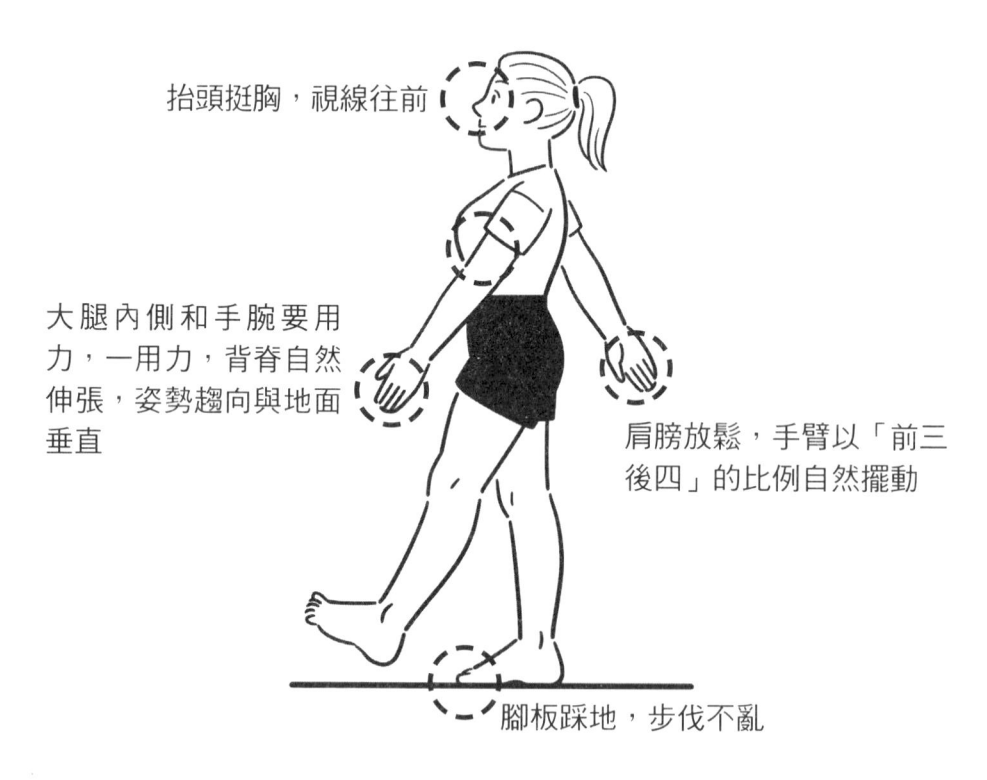

腳板踩地，步伐不亂

↑ 圖 3-31 前三後四散步法（一直線徒步法）。

防止身心壓力反應，完全排氣，散步後做伸展操

散步後、吃早餐前做伸展體操，可以增加早餐的食慾，也可以增添一天的朝氣，精神洋溢，朝氣蓬勃。在這裡向大家推薦一種非常簡單的伸展操，就是非常有名的「防癌宇宙操」簡易版，即台塑創辦人王永慶先生生前常做的「毛巾操」。散步後、早餐前做伸展操，能增加食慾，讓整天精神愉快，活力充沛；也可以在工作休息時間進行，以緩和身心上的壓力反應，消除疲勞，全身通氣。讀者不妨嘗試在日常生活中做一

做,步驟如下:

「防癌宇宙操」(全身伸展操)簡易版

① 準備布巾或毛巾或宇宙巾一條。
② 雙手以肩膀的寬度左右拉開,握住布巾或毛巾兩端。
③ 將肘伸直,拉開布巾或毛巾高舉在頭上。
④ 上半身向後拉,收縮下腹,兩腕用力,背部往後伸張。
⑤ 以此姿勢,用腳尖往前走12、13步,要拉緊如弓的上身,緩慢前進。習慣後,將步數增加至30步。
⑥ 走完後將手放下,胸部稍微向前傾斜,休息5、6分鐘。如果每天實施此體操,能完全排出殘留在腹中的氣體。

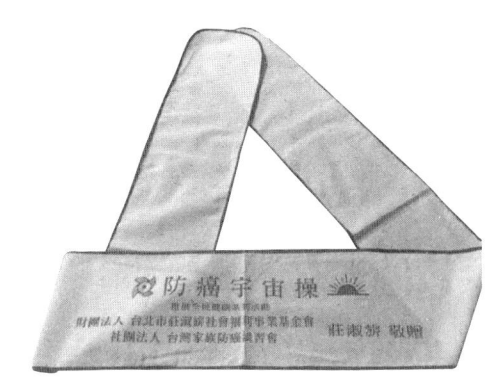

↑ 圖 3-32 防癌宇宙巾,又稱「伸展巾」。

🌱 腳腕回轉法：氣體滯留而睡不著時動一動，可以排氣

如果就寢前覺得腳尖冷而睡不著，好像胃腸內滯留著氣體，請照下面介紹的「腳腕回轉法」做一做，可幫助排氣，以及讓腳部溫暖起來。

腳腕回轉法

① 仰臥時伸直雙腿，將腳跟、膝等靠攏。假使膝部無法靠攏，可以用布條或繩子綁著，雙手手指交叉放在頸後。
② 先將腳掌立著、腳跟伸直，腳趾也要伸直。
③ 腳尖上下擺動，腳趾要使力，左右做 20 次。
④ 練習③的動作後，緊靠著腳跟，將腳腕左右各做 6 次。如此做腳腕的屈伸運動和回轉運動，使放鬆肌肉和用力緊張來刺激血管，促進血液循環，不僅可以排氣，還能消除肩部、頸部的痠痛。

STEP 1 仰臥,伸直雙腳,腳跟、膝等相互緊靠。

STEP 2 豎立腳掌,伸長腳筋。

膝部無法靠緊時,請用布條或繩子綁住。

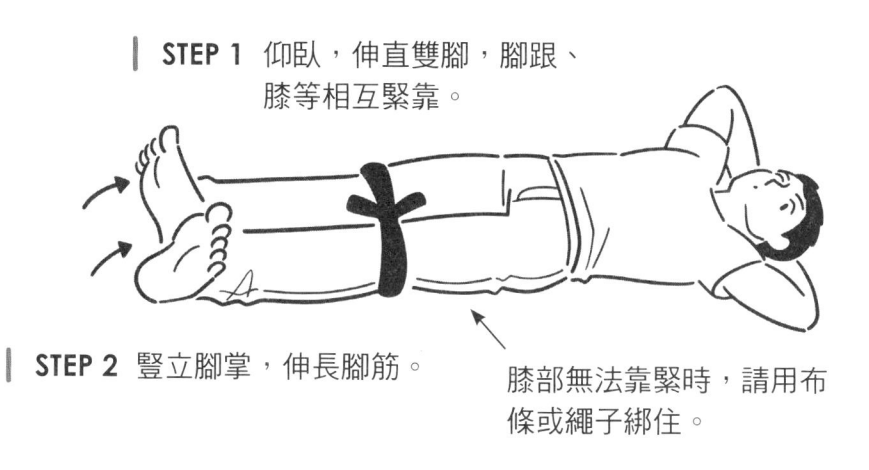

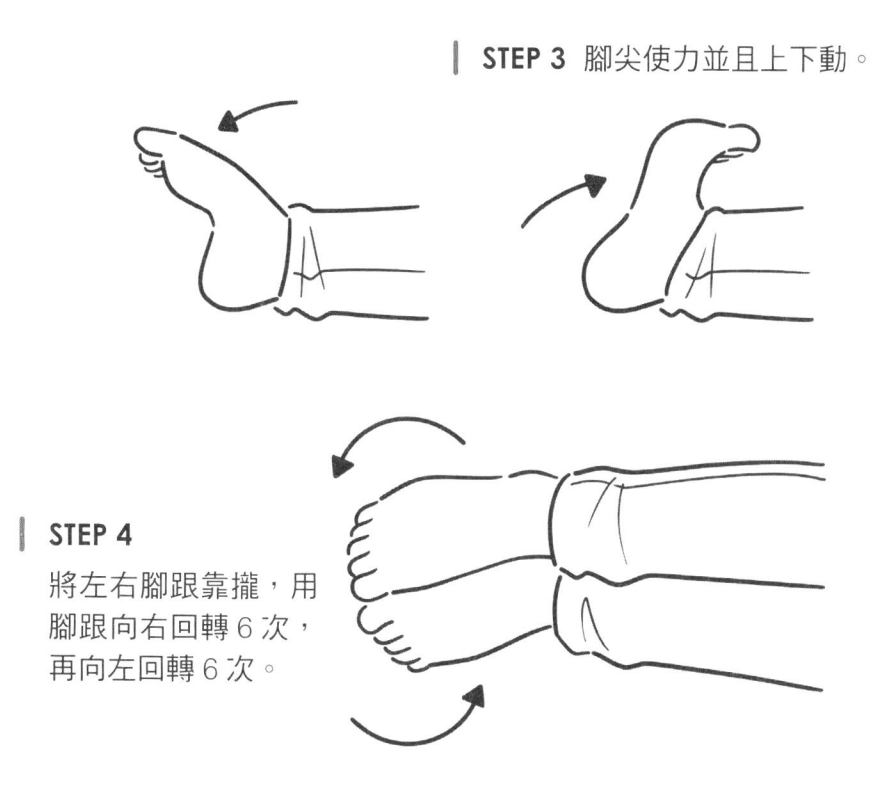

STEP 3 腳尖使力並且上下動。

STEP 4

將左右腳跟靠攏,用腳跟向右回轉 6 次,再向左回轉 6 次。

↑ 圖 3-33 腳腕回轉法步驟圖。

雙腳彎曲法：在飲食過量的隔天早晨操作，可以消氣

有時候在晚餐時多吃了幾口，或者參加晚宴、盛情難卻的情況之下吃了許多，肚子產生了脹氣，建議可以在隔天的早晨做做「雙腳彎曲法」，幫助消解脹氣。這個運動對下腹部突出、腰部肉多、運動不足的人，特別有效果。

雙腳彎曲法

① 仰臥。一邊吸氣，一邊將右膝舉起向腹、胸部拉緊。
② 以①的姿勢一邊吐氣，一邊抬頭靠近膝蓋，數到3之後，回復原來的姿勢。
③ 以左膝做同樣的動作。
④ 左右膝做完後，以雙腳做同樣的動作。這時候，胃部的氣體會透過打嗝方式排出，而腸內的氣體則以屁的方式排除。請連續做2至3次。

STEP 1 仰臥吸氣時,將右膝往腹部拉,而手壓膝,盡量使大腿向腹部、胸靠近。

STEP 2 如 STEP 1 的姿勢,一邊吐氣,一邊抬起頭,往膝蓋靠近。

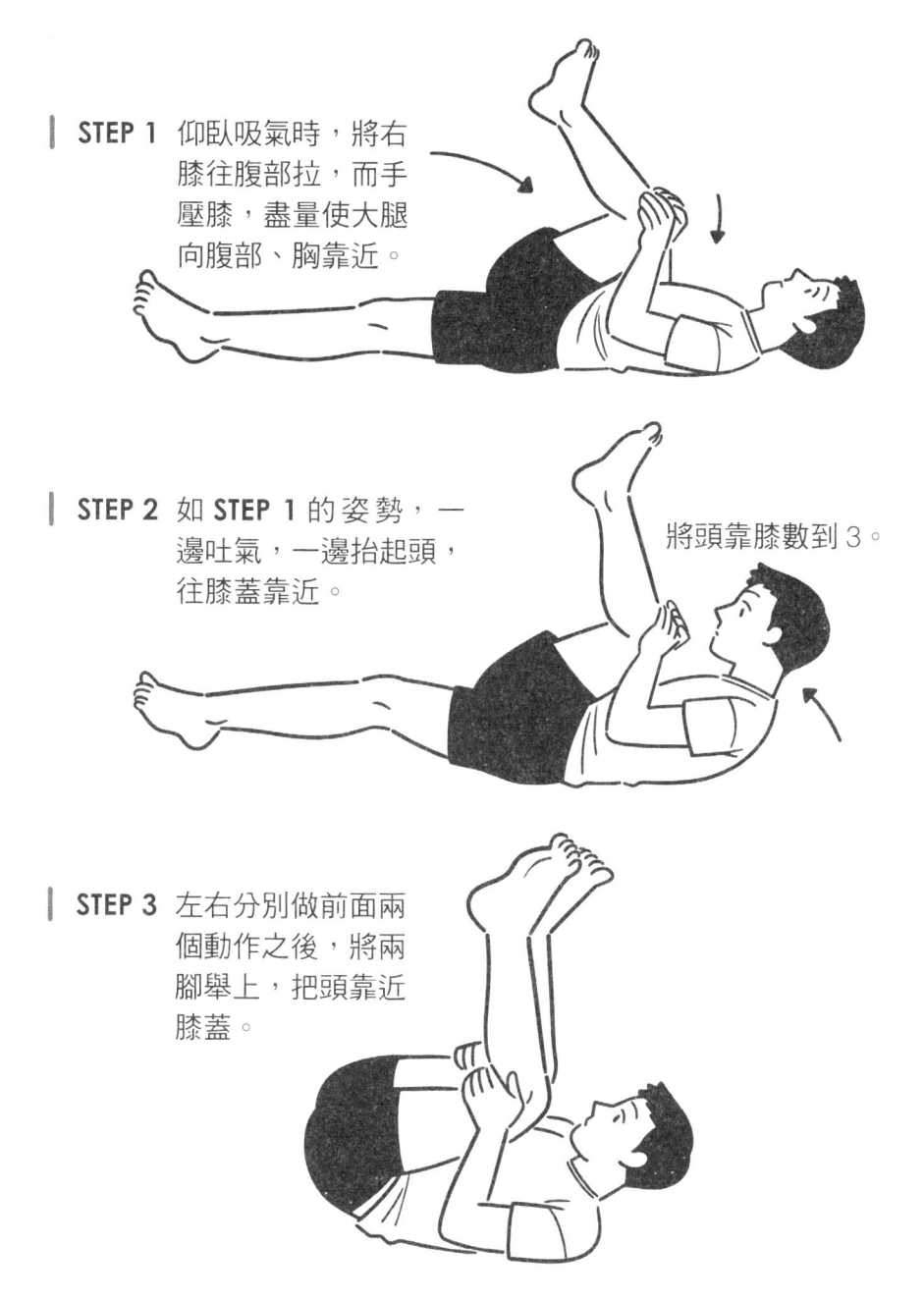

將頭靠膝數到 3。

STEP 3 左右分別做前面兩個動作之後,將兩腳舉上,把頭靠近膝蓋。

↑ 圖 3-34 雙腳彎曲法步驟圖。

PART 4

深藏不露的消氣、排毒食材

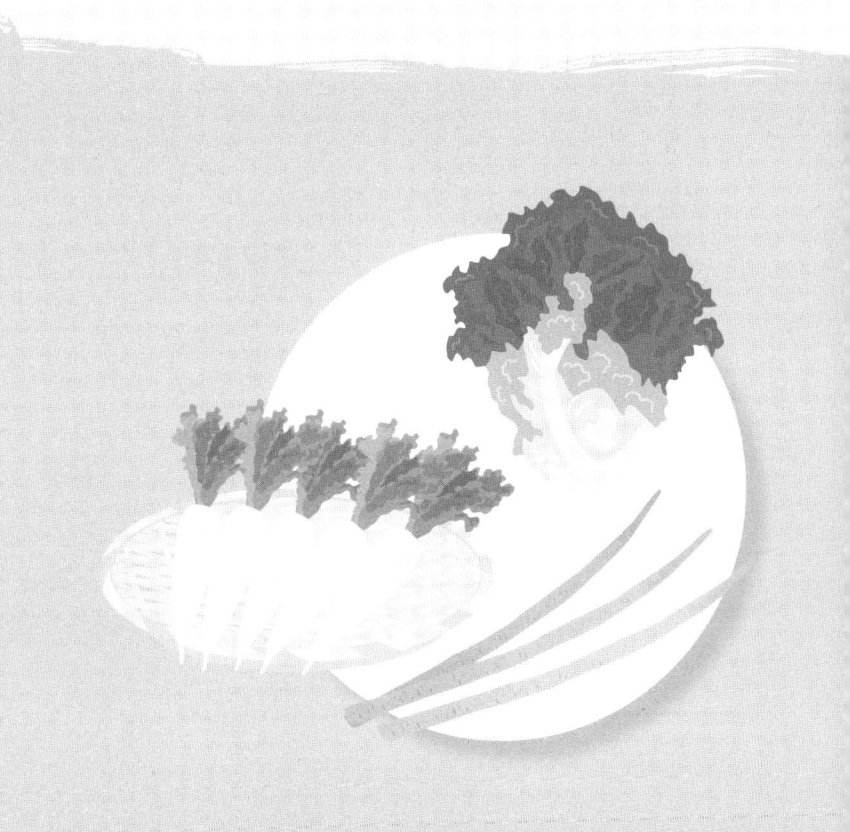

1

白蘿蔔
——消化腸胃中積食，促進脾胃氣行健運

蘿蔔古稱「蘆萉」，在漢安帝建光元年（西元 121 年）完成的《說文解字・艸部》云：「萉，蘆萉。似蕪菁，實如小尗（與菽同）者。」這段話的意思是說「蘆萉」長得像大頭菜（蕪菁），身體不大（指原品種）。《後漢書・卷一一・劉玄劉盆子列傳・劉盆子》又記：「幽閉殿內，掘庭中蘆萉根。」到了明代，醫藥學家李時珍在著作《本草綱目・卷二六・菜部・萊菔》進一步說明：「釋名：蘆萉、蘿蔔。⋯⋯上古謂之蘆萉，中古轉為萊菔，後世訛為蘿蔔。氣味：根辛甘，葉辛苦。溫，無毒。」清代的《康熙字典》做了註解：「蘆萉也，魯人名菈，秦人名蘿蔔。」可見得，「蘿蔔」稱呼源自秦人，一直沿用到現在。

蘿蔔適應性強，耐旱，對氣候要求不高，喜冷寒氣候，對土壤酸鹼度適應性高，採用種子繁殖，種植的歷史至少已經有千年。根據北魏的《齊民要術》記載，最遲在西元 6 世紀左右，黃河流域就已產生成熟的蘿蔔栽培與管理辦法。元代農學家王禎的著作《農書》記載：「老圃云：蘿蔔一種而四名。春曰破地錐，夏曰夏生，秋曰蘿蔔，冬曰土酥。故黃山谷云：『金城土酥淨如練』，以其潔也。」

由此可知，蘿蔔在一年四季都有產，而且在春夏秋冬季名稱各不同。王禎在書中詳細說明種植蘿蔔的田間管理辦法，深具科學觀念和講

究管理效果,並且美譽蘿蔔「生熟皆可食,醃藏臘豉,以助時饌,凶年亦可濟饑,功用甚廣」,可見蘿蔔廣受民間喜愛,普及家庭,更是餐桌上一道日常料理。

在了北宋,東京汴梁州橋夜市上出現了販賣「辣蘿蔔」的小販,「辣蘿蔔」類似現在常見的小菜「醃蘿蔔」。此外,我們在描述北宋東京汴梁城社會生活的《東京夢華錄》裡看見一種名為「撒暫」的小販,向食客強賣商品,其中有「果實蘿蔔」之類的字眼,這告訴我們,在北宋時,蘿蔔不僅是一種蔬菜,也是一種水果。這讓我回憶起20幾年前到北京旅遊時,當地朋友拿了一個體積不大的白蘿蔔招待我,我當時以為她只是讓我欣賞食材,後來她說這是招待我吃的水果,我勉強吃完一個,因為很辣、不好入口,她再遞第二個給我時,我就婉拒了。顯然把蘿蔔當作水果的飲食習俗從北宋留傳下來,但後人沒有深入了解,當祖先遷移到臺灣後,只把蘿蔔當作烹飪的食材處理。

吃出健康的「東坡羹」

北宋大文豪蘇東坡也是一位美食家,他發明了一道潮州菜「東坡羹」,因此寫了《狄韶州煮蔓菁蘆菔羹》一首詩:「我昔在田間,寒庖有珍烹。常支折腳鼎,自煮花蔓菁。中年失此味,想像如隔生。誰知南嶽老,解作東坡羹。中有蘆菔根,尚含曉露清。勿語貴公子,從渠嗜膻腥。」

其實,東坡羹是一道「素菜粥」,不用魚肉五味,吃的是蔬菜自然的甘鮮美味。古法烹煮比較麻煩,需要蒸籠等食器,對現代人來說不方便。我稍作改良,作法十分簡單。

東坡羹

食材

準備適量的白菜、大頭菜、薺菜、白蘿蔔、生米和生薑絲，也可以選用自己愛吃的時令蔬菜。

作法

首先把準備的蔬菜清洗乾淨，切成碎末備用。務必在煮粥的鍋邊沿，先抹上少許菜籽油。鍋中加水煮沸後，就可放下蔬菜末、生米和少許生薑絲。等到蔬菜煮熟了，再將鍋蓋裡側抹上菜籽油，緊扣在鍋中。

在鍋上抹油是蘇東坡的發明，主要原因是米菜一起烹煮，容易沸騰，但鍋邊抹上油，鍋蓋邊也抹上油，當米菜沸騰時，遇油會停止，可以有效防止沸溢，米也能很快煮熟。不得不佩服蘇東坡的巧思。

在《狄韶州煮蔓菁蘆菔羹》這首詩的第一大段，講的是東坡羹的好處、食材、煮法。食材都很普通，只是白菜或大頭菜根，或蘿蔔、荸薺，或者瓜、茄子也可以，湯中再加一些米，或者是熟赤豆和在來米各半。用的食器有碗、鍋、蓋等。如果不嫌麻煩，可仿照古法，上面放上蒸籠還可以蒸飯，飯熟、鍋裡的羹也可以吃了。

蘇東坡還告訴大家，所謂的「東坡羹」是應純道人的飯食，這道料理是他學來記下的，所以吃葷、吃素的人都可以烹煮來吃。

國民美食的蘿蔔，成為餐桌上的常客，寒士賴以充饑，富者食之養生，蘿蔔之所以能在蔬菜中登上大位，追根究柢還得利於它的藥用價

值。至於蘿蔔如何從食用轉到藥用呢？

藥食同源的典範

我們在《本草綱目》認識蘿蔔「根辛、甘，葉辛、苦，溫，無毒」。當作熟食時，「大下氣，消穀和中」，還可以「制麵毒，行風氣，去邪熱氣」。蘿蔔的藥用價值在唐代時已經有官方記載，也是蘿蔔逐漸獲得大眾推崇的主因之一。那時候，由國家負責編著的藥典《新修本草》裡收錄了白蘿蔔，正式藥名稱作「萊菔」，泡煮食服可以下大氣、祛痰癖；生搗汁服可以止消渴。我們得知白蘿蔔經過多數醫家臨床實用，得到的結論是「蘿蔔生食可以升氣，熟食可以降氣」，這是非常寶貴的藥理。而且，宋代人更將食用蘿蔔視為長壽、養身的祕訣之一，故將蘿蔔稱為「蘿菔」，當作吃湯餅的最佳搭配，因為湯餅屬於「大熱」，需要蘿蔔來「解熱」。

南宋人林洪撰寫的《山家清供》食譜中有一味「蘿菔麵」，所謂「山家清供」，是指山野人家待客時所用的清淡田蔬。作者林洪以此作為書名，表達了他對於清淡菜蔬的推崇，也體現了追求上等的飲食美學思想。他記述王承宣醫師經常將蘿蔔搗成汁，和麵作餅吃，稱可去「麵毒」，並引述《新修本草》說，「地黃與蘿菔（蘿蔔）同食，使人頭髮變白」，從藥物「相畏」的角度，提醒大家，蘿蔔不要同時和地黃、何首烏之類補虛藥物一起吃，否則會使頭髮變白。林洪隨後透露，當時詩人葉適十分愛吃蘿蔔，喜愛的程度勝於佩玉，他向老友詩人楊萬里說，蘿蔔簡直就是「辣的玉」。

在此我要補充說明，從中醫的角度來看，所謂蘿蔔汁能去麵毒，是因為麵毒不是劇毒，而是一種「食後反應」。古人認為，小麥製成麵粉

後，性質從涼轉熱，熱性累積，吃了之後可能會出現不適，所以說成「麵毒」作祟。成書於西元1061年、北宋藥學家蘇頌主持編撰《本草圖經》裡記載：「小麥性寒，作麵則溫而有毒。」

而明代的醫家李時珍在《本草綱目》引述蘇頌談蘆菔（蘿蔔）：「功同蕪菁（蕪菁有益肝行氣、去鬱熱、攻積聚、殺蟲毒作用），然力猛更出其右。昔有婆羅門僧東來，見食麥麵者，驚云：此大熱，何以食之？」又見食中有蘆菔，於是說：「賴有此以解其性。」從此相傳，吃麵必吃蘆菔。

唐代養生名醫孟詵在《食療本草》說：「蘿蔔性冷，可通利臟腑，還可輕身益氣……經常吃蘿蔔亦使人肌膚白淨細嫩光細鮮。」這裡所說的益氣，並不是指吃蘿蔔就像吃人參，同樣有補益作用，而是指「能消腸胃中食積，促進脾胃氣行健運」。《食療本草》這本書後經張鼎補充而成，是最具影響的食物療法專著之一。享年93歲的孟詵曾師從藥王孫思邈學習，精通醫藥、養生之術，他對蘿蔔下的結論和《本草綱目》記載蘿蔔「大下氣，水穀和中、去邪熱氣」相同，說明蘿蔔是很好的食養聖品。

從中醫觀點來解釋，蘿蔔辛、甘、涼。平味性，具清熱生津、涼血止血、化痰止咳、行氣利小便、解毒作用；熟者偏於益脾和胃、消食下氣、化痰熱，起下氣寬中作用。如果火熱上炎鼻出血，吃蘿蔔有良好的效用。蘿蔔入肺經，能宣散氣，肺主皮毛，當肺安，皮膚能色澤鮮亮。

與此同時，民間還有吃人參時不能和蘿蔔或蘿蔔子（即萊菔或萊菔子）一起吃的說法，這同樣是從中藥相畏的角度來論說，因為人參補氣升發，蘿蔔則洩氣清降，人參和蘿蔔共食則一升一降，等同互相牴觸沒有發生作用。不過，清代名醫陳士鐸卻有不同的看法。他提出「蘿蔔子

能治喘脹,然古人用之於人參之中,反奏功如神」的看法,認為蘿蔔和人參一起吃並不會互相牴觸。「人參得萊菔子,其功更補。蓋人參補氣,驟服,氣必難受……然得萊菔子,以行其補中之利氣,則氣平而易受,是萊菔子平氣之有餘,非損氣之不足,實制人參以平其氣,非制人參以傷其氣也。」從這段話,進一步探討人參和萊菔子一起吃,有「相反相成」的作用。而且,人參所補益的是元氣,萊菔子所消的氣是腸胃脹氣,兩者不會互相衝突。

我在日本學習西醫時,曾經和母親莊博士討論人參和蘿蔔共食的問題,我們的看法一致,萊菔子在生吃或熟食,都可以順氣開鬱,它屬於化氣藥材,不屬於破氣藥材。自古以來,民間飲食之間,蘿蔔無論當大菜大藥或小菜小藥,都能發揮消食順氣,轉不傷氣的效用。如果用來除滿開鬱,而以人參等諸藥輔佐,不會有互抗的排斥作用。我們認為兩者共食,可以治療體虛兼腹脹。

可以說,白蘿蔔是藥食同源的一個典範,它不僅可以養生,還能治病。民間諺語「蘿蔔上市,郎中下市」,生動的說明了蘿蔔食療的神奇功效。蘿蔔既是舌尖上的美食,也是廚房裡烹飪出來的藥材。蘿蔔有止咳化痰、退熱、助消化、防癌、消除血脂、防治冠心病、軟化血管、解毒養顏等諸多的效用。它被日本人稱作「大根」(だいこん),寓意它是日本人飲食的重要之根。

白蘿蔔的營養成分

白蘿蔔含有大量的葡萄糖、果糖、蔗糖、多種維生素和礦物質,其中維生素C的含量比梨和蘋果高出 8～10 倍;而它的葉子則含有豐

富的礦物質，特別是鈣質。日本人將蘿蔔視為最上等的養生長壽藥，是一年四季都可吃得到的食物，或煮、或烤、或油炸、或熬燉的菜餚、麵條，或者是鹹菜、泡菜、沙拉等，它都可以適時加入料理中。日本人對蘿蔔的珍愛程度，堪稱世界第一。有一次，我在日本電視節目上看到有關蘿蔔的實驗：在一塊很厚的生牛排上，鋪了一層蘿蔔泥，大約15分鐘後，去掉蘿蔔泥，發現牛肉鋪有蘿蔔泥的那一面，已經變得像煮熟一般，呈現白色。這個實驗結果在告訴觀眾，蘿蔔含有驚人的酵素，可以迅速幫助我們消化吃下的食物，解體油脂，去除肉食中的毒性和腥臭味，可以防止各種生活習慣病。

300年前，日本江戶時代的儒者貝原益軒寫成的古書《養生訓》中記載：「蘿蔔在一切蔬菜裡，它是最上等的，非常適合經常食用。將葉子不適合吃的部分去掉之後，取柔軟的葉子、根部與味噌一起煮軟，然後就可以好好的大快朵頤了。它可以補脾去痰、順氣。但是，生吃的時候，切忌不可多食，多食會損氣。」

《養生訓》鼓勵人們連同葉子一起吃，這是日本一向主張「一物全體」、陰陽平衡的養生法。因為蘿蔔營養價值非常高，自古以來被視為天然的「養顏藥」和「長壽藥」，所以我們將蘿蔔奉為最上等的藥食。日本這樣的飲食食理和用藥藥理，幾乎和中國古代食譜和藥書上所說的一致，而《養生訓》的內容，主要解說平日在生活各方面所應注意的生活細節與習慣。

通常，我們只懂得吃蘿蔔的根部，知道這個部位效用多，卻不知它的葉子營養價值也很高。在臺灣，蘿蔔葉有「美麗菜」的稱呼，可以使人青春永駐。蘿蔔葉含有大量的β-胡蘿蔔素，每100克蘿蔔葉中的維生素A含量是1400IU，是同量綠花椰菜的3倍以上；鈣的含量是每300克含有210毫克，等同菠菜的4倍；維生素C的含量是等量檸檬的10倍

以上;維生素 B_1 比等量豆豉多 60%;維生素 B_2 是等量牛肉的 2 倍。

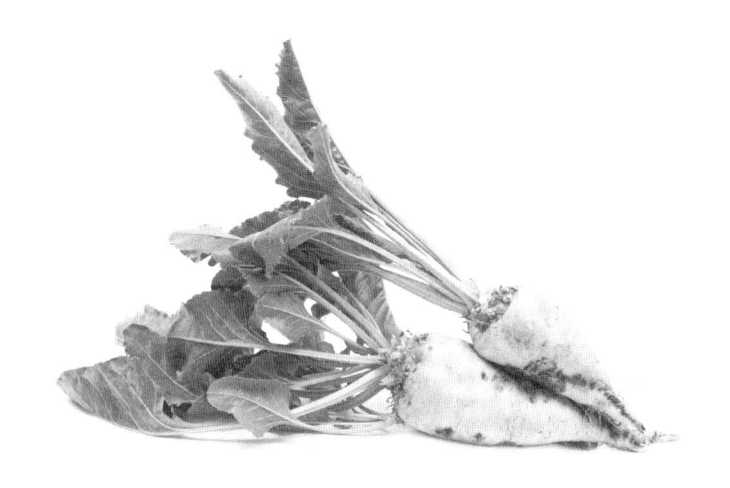

↑ 圖 4-1 白蘿蔔的葉子也有豐富的營養。

以現代營養學的觀點來看,蘿蔔一方面酵素多,二方面還含有大量的葉酸、維生素 B 群、胡蘿蔔素以及維生素 A、C。這些成分不僅養血美容,抑制黑色素的生成,使肌膚紅潤白皙,還能有效抑制癌細胞生成,預防感冒,清潔血液,降低膽固醇,保持血管的彈性。蘿蔔豐富的膳食纖維和鉀、鎂等礦物質可促進胃腸蠕動,有助於排出體內的廢物和毒物,保持腸道的通暢。

常吃蘿蔔可以降低血脂、軟化血管、穩定血壓,預防冠心病、動脈硬化、膽石症等疾病。此外,它還含有大量的鐵、鈣、磷等養分,而切成絲後晾乾的乾蘿蔔絲,其各種營養成分成數倍增加,鈣的成分高出牛奶好幾倍。經過日晒後的蘿蔔乾,反而減除了涼性,轉成中和,更適合體弱或陰寒體質的人食用。前文講到打嗝的時候曾提到,蘿蔔乾還可以停止打嗝。

蘿蔔乾還可以停止打嗝。在此,我提供一個製作乾蘿蔔的作法,讓

大家參考：

> 在蘿蔔盛產期的時候，可以炒一些粗鹽，以1公斤蘿蔔加10公克炒過粗鹽的比例，搓揉後放在缸裡，拿比較重的石頭或重物壓著，過了一天後取出來日晒。等到晚上再浸泡在昨夜用過、但已經煮沸回冷的鹽水裡，連續大約7天的時間後乾燥，可以當作早餐的小菜。一旦發生打嗝的情狀，吃這樣做的乾蘿蔔可以止嗝。

在日本，一般用蘿蔔來治療骨質疏鬆症和貧血症。在華人的飲食習慣裡，我們在燉肉時，習慣會把白蘿蔔切塊一起燉煮，這是以蘿蔔的甘甜鮮美來去除肉類的腥味，肉類大熱，蘿蔔大冷，相輔相成，是絕配的日常料理，也是很好的藥膳。當然，任何食材或藥材利弊相存，有人擔心蘿蔔性涼，如果按中醫說法，虛寒體質便不宜食用。但是，若依照日本《養生訓》的吃法去吃的話，對於正常人來說，就無須太擔心。為什麼呢？

這是因為蘿蔔根雖然性涼，但是葉子恰恰相反，性溫，兩者一起煮到柔軟的狀態，便是達到「陰陽平衡」。因此虛寒體質的人，只要搭配胡椒熬燉60分鐘以上，就能去除蘿蔔的涼性，可放心食用。如果還是擔心，可以請教中醫師或中藥師。

我們從大自然學習藥膳法，凡是蔬菜都可以連根帶葉，整個吃下去，達到平衡飲食之道，例如某種蔬菜的葉子屬於寒涼性質，它的根部就屬於熱性或溫性，反之亦然。總之，天地之間，陰陽平衡於一體，才能成就健康的生命，日本人「一物全體」、陰陽平衡的養生法，可以說是最簡單安心的吃法，即便不懂醫理，也能放心的照著做、照著吃。

在這裡，我推薦「牛蒡蘿蔔湯」和「紅龍果白蘿蔔片」兩道料理，可以調整上廁所大便的週期。

牛蒡蘿蔔湯

食療功效

每當年終或年初的宴會，大多數會遇到工作要做總結報告或是擬定一年的新計畫，經常睡眠不足而飲酒機率又變多的情形。除了所處環境要大掃除、除舊布新之外，我們身體內部也要進行大掃除。這時候，喝牛蒡蘿蔔湯，可以清除體內的廢氣。

食材

帶皮的白蘿蔔 1～2 條、帶皮的牛蒡 1 條

作法

① 將帶皮的蘿蔔洗乾淨再切絲，絞成汁。按照「體重 1 公斤 ×40 毫升」的比例來煮湯，例如體重 60 公斤的人，需要準備 2400 毫升的湯。

② 帶皮的牛蒡洗乾淨後切成薄片，加蘿蔔汁用小火煮 2 小時左右，即可食用。

③ 挑選一個週末或假日來進行身體大掃除。前一天把上述的食材準備好，然後隔天以整天的時間，喝完所有的牛蒡蘿蔔湯。不必一次喝完，可以分幾次喝，但務必在當天喝完。

喝完牛蒡蘿蔔湯，能夠完全清除體內的廢氣。除了喝湯之外，視個人饑餓程度，可以不必吃其他的食物。將煮湯的牛蒡分成 6 份做為每天的早餐，每天吃 1 份。加味的方法分兩種：沒有生病的人加適量的鹽，

生病的人加適量的梅汁。所謂的適量,皆以自己接受的量為準。

紅龍果汁白蘿蔔片

食療功效

奇異果可以抗氧化又助眠,其中的抗氧化劑、血清素對治療失眠有益;此外還有膳食纖維,可降低罹患心血管、冠狀動脈疾病的風險。小黃瓜低卡高纖,可以助減重;充足的電解質,富含水分;維生素 K 可以補鈣;葫蘆素可以防癌,促進心血管健康,降血糖預防糖尿病;還有抗發炎、防晒傷、消水腫等功效。浸泡紅龍果汁的白蘿蔔,甜度稍高帶點香氣,且含有豐富的甜菜苷色素(甜菜紅素),具有抗氧化的效果。除了含有豐富的維生素 B、C 及多種礦物質的營養外,也有膳食纖維和果膠物質,可以潤腸通便,更能刺激腸道蠕動。

食材

奇異果 1 個、小黃瓜 1 條、浸泡紅龍果汁的白蘿蔔片適量

作法

① 將奇異果清洗乾淨,除去外皮後,切片。
② 把小黃瓜清洗乾淨,切成薄片。
③ 盤子裡,依序放一層奇異果片,一層小黃瓜片,一層浸泡紅龍果汁的白蘿蔔片。
④ 按個人喜愛,反覆層疊到一個高度後,放入冰箱冷藏 1 小時。食用時可灑上杏仁片,口感更好。

食療，更要搭配好的生活習慣

除了喝牛蒡蘿蔔湯或吃紅龍果汁白蘿蔔片，同時也要養成每天上廁所的習慣。即時沒有便意，也要到廁所裡坐一坐，培養天天排便的習慣。按照中醫觀點，早上 5 點到 7 點是大腸經流注的時間，這時候排便最能把體內毒素和氣體排乾淨。不過，也可以因人而異，只要每天排便即可。

最理想的糞便形狀是像香蕉狀。倘若糞便像筆一樣是細長形，則表示心肺功能不好，極有可能是氣虛的問題；倘若是一節一節式排便，表示糞便在腸道滯留時間比較久，或者是肛門括約肌無力；倘若是一顆一顆像羊屎，既小且硬，表示糞便已在腸道滯留太久，水分已經被過度吸收了，代表腸道蠕動速度很慢，糞便裡的有毒物質已經大量囤積在體內；倘若比香蕉軟或者是水瀉大便沒有成形，表示腸道蠕動太快，導致水分沒有辦法正常吸收，極有可能是病菌感染或者是腸躁症。所以，我們以香蕉做基礎比較，如果糞便的長度、粗細比不上香蕉，而且比香蕉硬或是比香蕉軟，都是屬於不正常的狀態。

有人問我，如果便祕和拉肚子交錯出現，要歸哪一類？我的回答是算便祕，表示腸道產生問題。

假使你的腸道正常，大約在 1 分鐘以內，就可以排便乾淨；假使 7 分鐘以上還大不出來或者沒有排乾淨，就表示腸道有問題了。建議你調整飲食作息，而且多做可以促進腸道蠕動的運動，例如前面介紹的伸展操、散步等。

除了調整飲食和做運動外，我也談到最常見的便祕原因還有「情緒」和「壓力」這兩項。**情緒緊張或者壓力上身時，排便就不會順暢，以中醫來看，需要「疏肝解鬱」，盡量讓自己放輕鬆。**

我建議每天微笑半小時以上，讓嘴角上揚，快樂的微笑可以加強副交感神經的功能，進而促進腸道蠕動。平時我喜歡微笑，而且一邊聽音樂，一邊弄弄花草，把生活步調放慢一點，以緩解壓力和放鬆情緒。

　　最近，我閱讀了幾本有關如何放輕鬆的書，教我們遇到事情不要馬上做反應或者要懂得如何「生氣」，避免影響情緒的波動，例如日本東大名僧草薙龍瞬的著作《不反應的練習：讓所有煩惱都消失，世界最強、最古老的心理訓練入門》（『反応しない練習：あらゆる悩みが消えていくブッダの超・合理的な「考え方」』）、《讓緊張的日子恢復輕鬆，生氣技巧書》（『ストレスと闘う日々にやすらぎを取り戻す　怒る技法』），也跟大家分享。

2

牛蒡
——益氣活血，潤腸通便

　　牛蒡是中國古老的藥食兩用植物，它沒有副作用，根部具獨特的香氣和豐富的口感，身受華人、日本人和韓國人喜愛。全世界最長壽的民族——日本人，把牛蒡奉為營養和保健價值極佳的高檔蔬菜，臺灣人受其影響，也把它當成上等食材。

　　牛蒡是菊科2年生的草本植物，在古代中國被當作藥材，首見於西元5世紀至6世紀、南北朝時期醫藥學家陶弘景撰寫的《名醫別錄》，將它列為中品。它被入藥的部位為果實，中藥稱為「牛蒡子」。

　　牛蒡子的果實外殼有很多的刺，一旦老鼠碰上了它，就會黏上脫不掉，因此它又有「鼠黏子」、「鼠見愁」的別名，河南人還稱它為「夜叉頭」。因為它的根葉可作為牛的飼料，因此百姓習慣稱它為「牛菜」。在中藥處方內，牛蒡子的別稱則是「大力子」，將名字中的「牛」以「力大」來比喻。

　　牛蒡植株高1～1.3公尺，多分枝，葉大廣呈卵形或心臟形，有長葉柄，葉背生白毛。在初夏時開淡紫花，果實如同楊梅，外棘形，內有種子。自古以來生產在東北和江浙等地，按照產地可分為4大主流：一、浙江一帶的稱為「杜大力」；二、東北各地的稱為「關大力」或「北大力」；三、四川一帶的稱為「川大力」；四、湖北一帶的稱為

「漢大力」。牛蒡喜歡溫暖氣候的生長條件，不僅耐熱也耐寒，適合生長溫度為攝氏 20～25 度之間。

牛蒡的藥用與營養價值

牛蒡子味辛、苦，性寒，歸肺、胃經，功能疏散風熱，宣肺透疹，解毒利咽。用於風熱感冒、咳嗽痰多、麻疹、風疹、咽喉腫痛、痄腮丹毒和癰腫瘡毒等。

在中醫上，牛蒡子常用於風熱表證，咽喉疼痛方面的疾病。治療風熱表證時，經常和薄荷、金銀花與連翹等藥材一起使用。牛蒡子兼有通便的功能，所以有些疾病兼有便祕情形的，更適合採用。在治療咽喉疼痛的疾病時，則經常和升麻、桔梗與玄參一起使用。

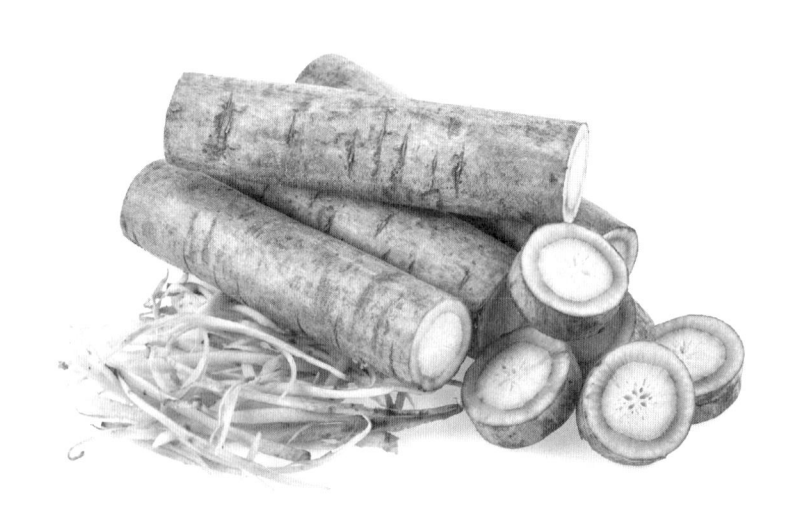

↑ 圖 4-2 具有通便作用的牛蒡。

牛蒡的營養價值極高，含有菊糖、纖維素、蛋白質、鈣、磷、鐵等多種維生素和礦物質，其中胡蘿蔔素含量還比紅蘿蔔高 150 倍，蛋白質和鈣的含量居根莖類榜首，並富含纖維素和各種胺基酸，尤其具有健腦作用的天門冬氨酸，占總胺基酸的 25～28%，精胺酸占 18～20%。

在《本草綱目》草部第 15 卷，李時珍特別引用了一則故事，證實牛蒡子可以治療突然中風，主要內容如下：

> 在很久以前，有一個鄭中丞，他的外甥姓盧，是穎陽縣令。有一次，他去穎陽探望外甥，外甥設宴招待舅爺，於是舅爺吃下很多狗肉、羊肉等熱性的肉，導致他突然中風。外甥有個治療風疾的藥方，便按照藥方給他配製，他服後不久，病就痊癒了。後來，唐代劉禹錫把這個藥方放入他的《傳信方》一書。這個藥方是：緊緊牛蒡根，以竹刀刮去牛蒡根外皮的泥土，洗乾淨，擦乾後，將牛蒡根搗爛絞取汁 1 大升，和入好蜜得 4 大合的量，將藥物煎煮後，溫熱時分兩次服下，等到病人出一身汗，風疾就痊癒了。

現在藥用上僅用牛蒡子，事實上在以前，除了牛蒡根，葉子也入藥，根有祛風熱、消腫毒的效用，葉子用於散風利水。外用搗敷或熬膏塗貼，可治療癰疽瘡疥，也起了作用。凡是四肢關節痛，用了也可消散。冬日無葉，則以牛蒡根代替。日本的《成西隱士顯秘錄》有一段記錄，大致意思如下：

> 一位日本官員，家中有個忠心的奴僕。有一天，奴僕做事的時候，不小心把手指弄腫了，幾天後愈來愈嚴重，紅腫從手指逐漸蔓延

到手腕，疼痛感也愈來愈強，痛得無法入眠。官員大吃一驚，急忙請來醫師為奴僕治療。醫師的建議是，用藥已經不管用了，只能把手砍斷，防止毒素繼續蔓延。官員急忙通知奴僕的家人。奴僕的母親聽後並不著急，還樂觀的說，只要用牛蒡葉加食鹽搗爛，敷在患處，幾天就可以痊癒了。於是，按照奴僕的母親提供的藥方去做。敷藥後，起先痛感沒了，接著腫也消退了。3天後，手恢復如初。

這段文字告訴後人，牛蒡葉加上食鹽搗爛，充當外貼藥可以消腫。《本草綱目》中也記載：「牛蒡通十二經脈、除五臟惡氣，久服輕身耐老。」說明牛蒡對於五臟的保養、經脈的通暢、抗衰老等方面，具有很好的功效。

我主張的「腹內大掃除」為何會使用到牛蒡呢？那是因為牛蒡含有豐富的水溶性和非水溶性纖維，是紅蘿蔔的4倍，對腸胃健康相當有幫助。在這裡要提醒的是，水溶性纖維可以充當腸道益生菌的養分，扮演幫助消化和吸收營養的角色。而它的非水溶性纖維可以促進腸道蠕動，增加糞便體積，可以幫助排泄，對緩解便祕的問題十分奏效。而且，牛蒡含有的非水溶性纖維──木質素，可以吸附腸道內的致癌物，維護消化系統的健康，和預防罹患大腸癌的風險，因此我把它納入實施「腹內大掃除」時的食材之一。

平時，我有研發古代醫家的藥方轉為食方的習慣，所以一向推廣「藥食同源」。大自然是一座巨大的食材倉庫，也是一座龐大的藥材彈藥庫，能提供人體需要的營養，也協助我們調整治療病體的虛弱。如果平日我們可以藉由飲食來預防疾病、提升免疫力，這樣就可以降低生病的痛苦。在這裡，我提供簡單製作的牛蒡飲品和料理的方法，讓大家有空試作和品嘗一下。

牛蒡茶

食療功效
補氣強身。

食材
適量的新鮮牛蒡、煮沸的開水（以每 10 克需要 500 毫升煮沸的開水比例）

作法
① 清洗新鮮的牛蒡後，擦乾水分，帶皮刨成絲或薄片，以乾鍋小火烘至完全乾燥，裝入密封容器即可。
② 每次飲用時，取 10 克牛蒡絲放入 500 毫升煮沸的開水燜 5 分鐘左右，即可飲用。食材不要浪費，可以回沖至無味。
③ 剩餘的牛蒡渣有其它的功用，它的粗纖維可以幫助淨化腸道，所以可以拿來製作成涼拌小菜，當作 3 餐的配菜。

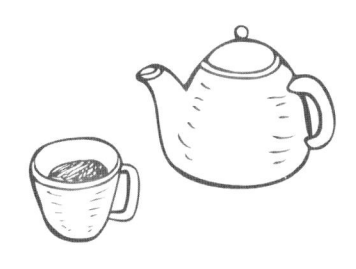

涼拌牛蒡

食療功效

潤腸通便,增添飽足感。

食材

牛蒡茶剩餘的牛蒡渣適量、熟黑芝麻、米醋、糖、海鹽適量

作法

① 先將米醋、糖、鹽放在一只中碗內,攪拌均勻。

② 接著放入牛蒡渣混合拌勻。

③ 先嘗一下口味,再略加調整醋、糖、鹽的比例,最後灑上黑芝麻,就是一道爽口的涼拌小菜。

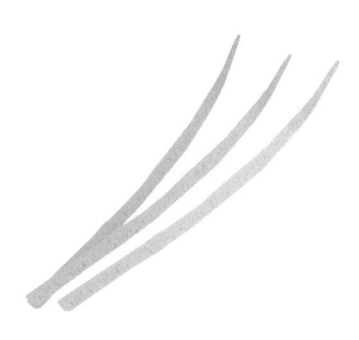

牛蒡羊肉湯

食療功效

益氣活血，整腸通便（此道為活血的料理，遇到月經中或懷孕的婦女，淺嚐即可不要多吃）。

食材

帶皮的牛蒡、羊肉各 1 斤、老薑片、枸杞、當歸適量、紅棗 7 顆、米酒少許

作法

① 先將帶皮的牛蒡洗乾淨，切小塊備用。
② 羊肉洗乾淨，切小塊然後汆燙備用。
③ 把①、②的材料以及老薑片、當歸、紅棗，放入一只中鍋內，加水沒過食材，開大火煮滾後，再轉小火續煮 30 分鐘左右。
④ 出鍋前，加入枸杞和米酒拌勻，即可盛出食用。

3

梅子
——調氣解便救命良藥

一想到梅子,嘴裡的唾液就會不由自主的分泌,所以古人告訴我們,如果口乾舌燥時,可以「望梅止渴」。唾液多了,自然就不渴了,於是大家誤認為梅子是屬於酸性水果。殊不知,其實酸的食物和導致體質偏酸的食物,是兩碼子事。梅子雖然吃起來酸酸的,但卻是屬於鹼性水果,食物酸鹼的定義是採取 pH 值(酸鹼值)來認定的,梅子本身的 pH 值為酸性。不過,當我們吃下梅子後,經過消化、吸收、新陳代謝後,產生才的是鹼性物質,因此梅子應該是讓體質偏鹼的鹼性食物,日本人也將梅子視為「鹼性食物之王」。每 1 年經過 1 至 2 月的賞梅季後,便進入 3 至 5 月的梅子採收季。大家都知道,梅子有生津解渴的功效,還含有豐富的維生素 C 和膳食纖維等多種營養成分,對於抗氧化、促進腸胃蠕動、抗菌方面,都有相當的貢獻,這也是我把梅子納入實施「腹內大掃除」食材之一的原因。

每 100 克的梅子熱量大約 35 卡,含有 2 克的膳食纖維、245 毫克的鉀、8 毫克的鎂與鈣、維生素 A 總量 289 IU、β-胡蘿蔔素 173 微克,以及 4.9 毫克的維生素 C 等營養成分。以中國傳統醫學的角度來看梅子,它的作用囊括生津解渴,維持人體酸鹼平衡,促進食慾,清熱解毒,預防及治療感冒和喉嚨痛等疾病。

在此，我做了一個簡表，讓大家扼要了解梅子在生活中產生的八大功效：

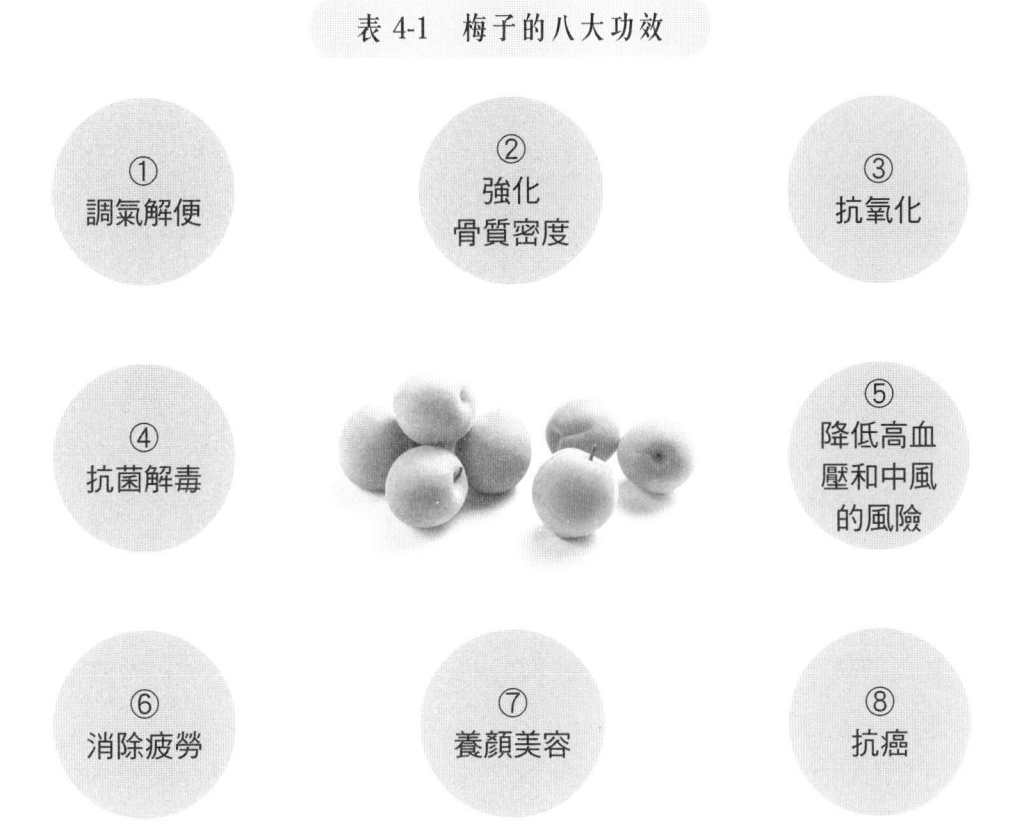

表 4-1　梅子的八大功效

① 調氣解便
② 強化骨質密度
③ 抗氧化
④ 抗菌解毒
⑤ 降低高血壓和中風的風險
⑥ 消除疲勞
⑦ 養顏美容
⑧ 抗癌

「梅」字古文作「槑」，像子生在木上的形狀。梅是杏類，故反「杏」為「槑」。書家誤為「甘木」，後作「梅」，從「每」。也有人說，梅者媒也，媒合眾味，所以才有「若作和羹，爾惟鹽梅」的說法。李時珍在《本草綱目》果部第 11 卷記載梅子，告訴我們，梅屬於杏類，樹和葉都有些相似，比其他很多樹先開花。它的果實酸，晒乾成脯，可加到羹湯和肉羹裡。而南宋詩人范成大寫《梅譜》，大略把各種

梅子點說了一下：
- 江梅是野生的，無須栽接，它的花小而香，果子小而硬。
- 消梅，果子圓而鬆脆，汁多無渣，生吃最好，不宜進行煎制。
- 綠萼梅，樹枝和花都是綠色的。重葉梅，花葉重疊，結果實多是成雙成對。
- 紅梅，花的顏色像杏。
- 杏梅，顏色淡紅，果實扁而又有斑點，味道和杏差不多。
- 鴛鴦梅，即多葉紅梅，並蒂結果。
- 採半黃的梅子用煙熏製而成的是烏梅，用鹽醃的青梅，便成了白梅。
- 也可將梅蜜煎、糖藏，當果品食用
- 熟了的梅榨汁，可晒成梅醬。
- 烏梅、白梅可以入藥，亦可食用。
- 梅醬夏季調水喝，既能解暑渴，又能殺水中的蟲毒。

　　從這些記載，可以了解梅子有許多種類，各有各的作用，足見老祖先在大自然中仔細觀察，和不斷的實驗梅子可以發揮的效用，從而累積下來的吃梅智慧。

　　我在日本習醫時，時常看到日本人在飯菜裡放梅子的習慣，有時候還把梅子當成一種高級禮品，可見得日本人把梅子看得很重要。日本同學告訴我，古代日本人把梅子視作隨身攜帶的救命仙丹。他們的長輩常掛在口中的一句話：「梅、その日の災難から逃れるために（梅子，可讓人逃脫當天的災難）。」而且日本人還有一句俗語：「梅には３つの毒がある（梅子斷３毒）。」意思是說，鹽梅可以解食物、血液和水的３種毒，而且還可以治療痢疾、感冒退熱、止咳、殺菌防腐以及解除疲勞、中暑等。在古代中國醫書裡多有記載梅子的效用，大多相差不遠：

主下氣，除熱、安心，治肢體痛，偏枯不靈，死肌，去青黑痣，蝕惡肉。除痺，利筋脈，止下痢，好唾口乾。泡水喝可治傷寒煩熱，止渴調中，去痰，治瘧瘴，止吐瀉，除冷熱引起的下痢。還可治肺癆，消酒毒，安神得睡。與建茶、乾薑一起製成丸服，止休息痢最為有效。斂肺澀腸，止久嗽，反胃噎膈，消腫湧痰。殺蟲，解魚、馬汗、硫黃等毒。

在此，我整理出青梅、烏梅和鹽梅3款平日常見的梅食，協助大家區別、了解它們的效用。

一、**青梅**：是大家常見到的酸梅、話梅、白梅、黃仔等，為薔薇科植物。梅子的乾燥近成熟果實，通常不會生吃。夏季果實近成熟時採摘，經過低溫烘乾後，燜到顏色變黑，就成了中藥的烏梅。如果拿食鹽醃製、再乾燥，就成了梅胚。或者拿白米醋、食鹽醃製後，就成了溼青梅。

二、**烏梅**：味酸、澀，性平。歸肝、脾、肺、大腸經。具有斂肺，澀腸，生津，安蛔驅蟲的功效，中醫常用它治療肺虛久咳，久瀉久痢，虛熱消渴，蛔厥嘔吐腹痛。而且，烏梅炒炭可以固崩止血，主要用在診治崩漏不止和便血等。

三、**鹽梅**：原指以鹽醃製的梅子（梅乾し），但是日本在平安承平年代，約西元10世紀初葉，比成書於西元10世紀末葉日本最早的醫書《醫心方》還早，就有一本著名的百科古書巨著，叫作《和名類聚抄》，記載鹽梅有調味的作用。根據飲食文化來推測，那時是調味極簡單的年代，醃製的梅子有類似醬油這種調味料的作用。

鹽梅乾中最常見的即放入紫蘇、蜂蜜的梅乾。蜂蜜具有化痰止咳、養顏的作用。紫蘇除了使梅子的顏色呈現深度紫紅，還帶有開胃健脾的香氣。而且，它可以鎮咳、解熱、利尿、健胃、發汗、解毒、安定心神、殺菌，功效不少。我經常使用紫蘇放在料理上，主要看上它可以健胃安神又帶有香氣的特色，所以放入料理也是一絕。

　　關於梅子的料理，我設計了兩道湯品，一道是烏梅雞蛋湯，一道是鹹梅瘦腹整腸湯，大家有空可以烹煮飲用。

烏梅雞蛋湯

食療功效

這道湯品可以止瀉、補虛，當作細菌性痢疾病人的日常食療方。很適合細菌性痢疾、慢性腸炎、痔瘡出血、瀉痢腹痛、小兒蟲積者飲用。

食材

烏梅15克，雞蛋1個，紅糖適量

作法

① 先在碗裡打入1個雞蛋，攪拌均勻。
② 烏梅加紅糖煎煮湯汁，約3分鐘後，再倒入雞蛋液，成蛋花湯，趁熱或溫熱時飲用。
③ 一日分兩次喝完即可。

鹹梅瘦腹整腸湯

食療功效

這道湯品可以促進腸胃蠕動，有助於排氣、排出廢物。紅蘿蔔向來有「小人參」的美稱，具有降血壓、降血糖、護心臟、提高免疫力等效用；高麗菜具有保護心血管、降血糖、改善腸胃問題、防癌等作用；鹹梅有整腸功能，所含的有機酸如枸櫞酸、蘋果酸、琥珀酸、酒石酸、丙酮酸等，可以促進新陳代謝，抑制腸內壞菌繁殖，所以可以調整腸胃狀況，改善拉肚子；牛蒡富含粗纖維，能促進大腸蠕動，幫助排便，降低體內膽固醇，減少毒素、廢物在體內積存；雞肫也稱「雞胗」、「雞內金」。禽類的胃分為肌胃和腺胃，腺胃較小分泌胃液，肌胃較大且肉質較厚，負責和磨碎食物，所以吃雞肫能夠健胃。

食材

紅蘿蔔絞汁（「體重每1公斤×16毫升」的比例）、高麗菜絞汁（比例與紅蘿蔔汁相同）、牛蒡（購買帶土的，洗好後帶皮切成薄片，「體重每1公斤×40克」的比例）、雞肫薄片（「體重每1公斤×10克」的比例）、鹹梅3粒

作法

① 所有食材全部倒入一只鍋內，以大火烹煮。
② 沸騰後，改以小火，再煮3小時，瀝出精汁，就可食用。
③ 或放入熱水瓶，隨時可以飲用。

Tips

挑選雞肫的竅門：外型應完整有光澤，肉厚實；肉為暗紅色、連接的韌帶為乳白色、內壁淺粉黃色的，是比較正常的顏色。

4

萵苣
——清熱利尿千金菜

　　唐代人孟詵曾經師從藥王孫思邈學習，精通醫藥、養生之術，特別是以食療養生。他寫了一本《食療本草》，後經張鼎補充而成，成為最具影響的食物療法專書之一。1907年，英國人馬爾克·奧萊爾·斯坦因（Marc Aurel Stein，1862年～1943年）在敦煌莫高窟中發現本書古抄本殘卷，收有從「石榴」至「芋」共26種藥物的條文，今存於英國倫敦博物館。1930年，日本人中尾万三考察、校定了古抄本，以《食療本草考察》為名。在《食療本草》中記載萵苣：

　　為菊科植物萵苣的莖、葉。春季嫩莖肥大時採收。
　　1年或2年生草本。莖直立，光滑無毛，嫩時呈棍棒狀，肥大如筍，肉嫩脆味美。如不採收，會逐漸伸長而成花莖，在上部分枝開花。葉基部叢生；長橢圓形、倒卵形或舌狀，也有呈披針形，全緣或邊緣皺折，或有不整齊的齒狀缺刻，無恬；莖生葉互生，基部耳狀抱莖。頭狀花序有長梗，排列成頂生的圓錐狀花叢；總苞圓筒狀，苞片多層，覆瓦狀排列；花兩性，全部為舌狀花，舌片先端5齒裂，黃色；雄蕊5；子房下位，柱頭2裂。瘦果卵形，扁平，海面具3條突出的縱稜，先端具喙。種子黑褐色或灰白色。花期夏季。

萵苣的食療功效在於主治小便不利,尿血與乳汁不通。在不同醫書分別有記載,請參閱表 4-2。

表 4-2 古代醫書、藥書、食譜記載萵苣食療功效簡表

萵苣功效紀錄	
治小便不利,尿血與乳汁不通。	《食療本草》
利五臟,通經脈,開胸膈。	《本草拾遺》
利五臟,補筋骨,開膈熱,通經脈,去口氣,白齒牙,明眼目。	《日用本草》
治冷積蟲積,痰火凝結,氣滯不通。	《滇南本草》
通乳汁,利小便,殺蟲蛇毒。	《本草綱目》
瀉心,去熱,解燔炙火毒。	《醫林纂要》
利便,析酲,消食。	《隨息居飲食譜》

萵苣的流傳與別名

其實萵苣早在西元前 4500 年就已經出現了,起源於東亞和地中海沿岸,起先只有種子用來製油。大約過了 600 年,波斯人開始吃萵苣的葉子,而希臘和羅馬人把萵苣的功效,發揮到醫療上,埃及人則延伸萵苣的作用,將它獻給神祇。隨著時間的推移,萵苣的美味逐漸推廣到世界各地,約到 16 世紀時,傳說西班牙公主凱薩琳是第一位把萵苣種子帶到英國的人,而大航海家哥倫布則把萵苣帶到中南美洲。臺灣的萵苣來自中國,清代管轄臺灣時,臺灣已有萵苣,但是一開始不是出現在餐桌上,而是餵給鵝吃的,臺語稱萵苣為「鵝仔菜」,指的就是給鵝吃的

菜。還有一種民間說法，是因為萵苣莖折斷會分泌出乳白色汁液，鵝非常喜歡舔食這種汁液。後來，各品種的萵苣慢慢的被百姓接受，才出現在每戶人家的餐桌上。

萵苣的臺語別名有「鵝仔菜」、「媚仔菜」，指的是尖葉萵苣及圓葉萵苣，這些萵苣來臺歷史悠久，臺語別名逐漸演變稱為「A菜」。而「福山萵苣」原產於中國，傳入臺灣時，當時的農民稱它為「大陸來的媚仔菜」，久而久之則被簡稱為「大陸妹」，但由於大陸妹一詞帶有貶義，所以現在則正名為「福山萵苣」。

萵苣類屬於冷涼蔬菜，適合於低溫乾燥的環境生長。如果按照不同食用部位，可以分為莖用萵苣（萵菜心）和葉用萵苣。其中，葉用萵苣以雲林西螺、二崙、崙背為主要產地。如果按照其結球方式，可以分為不結球、半結球和結球3種。

葉用萵苣的家族成員因為演化過程不同，先有不結球萵苣，才慢慢發展出結球萵苣。萵苣葉有尖葉、圓葉、劍葉、立葉、皺葉等區別，顏色從淺綠、翠綠、墨綠到奼紫嫣紅各具特色。在不結球萵苣的種類中，我們最常吃的是「A菜」；而在結球萵苣裡，則是西餐最常見的「美生菜」；至於福山萵苣則介於結球和不結球之間，形狀偏向半結球。莖用萵苣又名嫩莖萵苣，就是俗稱的「菜心」，是西元5世紀傳入中國後演化的變異，食用部位為莖部。1938年，美國從中國引進莖用萵苣，因為它的口感清脆很像芹菜，所以將芹菜（celery）和萵苣（lettuce）做結合，莖用萵苣的英文

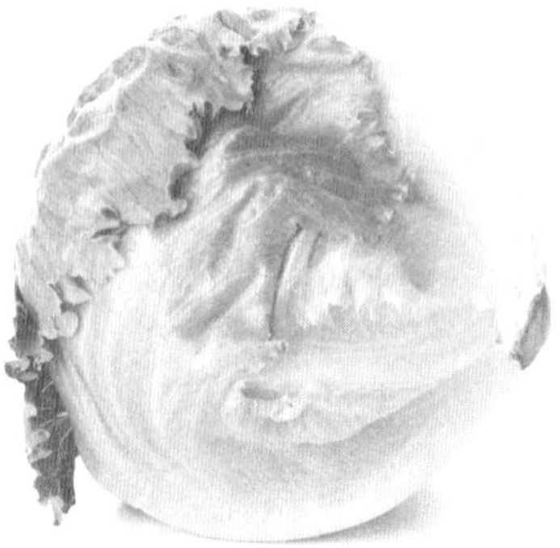

↑ 圖4-3 可清熱利尿的萵苣。

名取為「Celtuce」。

表 4-3　3 種萵苣的簡表

種類	說明
不結球萵苣	常見蔬菜為 A 菜、皺葉萵苣。菜的葉片細瘦，厚度較薄；皺葉萵苣的葉片皺縮不結球。
半結球萵苣	常見蔬菜為福山萵苣、蘿蔓萵苣。福山萵苣葉片微捲又厚實；蘿蔓萵苣葉片厚實多汁，呈圓筒狀。
結球萵苣	常見蔬菜為美生菜，外形類似高麗菜，葉片厚實多汁，呈圓球狀。

至於哪一種萵苣比較好吃，要看你放在哪一種料理上，例如口感脆的西洋型不結球萵苣、美生菜，比較適合生食；而口感較粗、帶有氣味的 A 菜（尖葉萵苣或圓葉萵苣）和油麥菜，比較適合熟食。目前西式料理常用來做生菜的，有結球萵苣和蘿蔓萵苣，而臺灣人最常炒著吃的，則是福山萵苣和 A 菜。

隨著韓劇和韓國歌手流行，韓式料理也影響了世界各地，例如韓式烤肉。許多食客也會學韓國人吃法，在大口吃肉時，包著生菜一起吃下肚。在韓國藥食同源的觀念裡，是把萵苣偏寒的特性拿來平衡烤肉的熱性，可以幫助降火氣。而且，韓國人認為，每天如果吃萵苣葉 5～10 片，可以預防掉髮、便祕等毛病。至於用來包肉的生菜，包括蘿曼生菜、紅葉萵苣、萵苣等，在朝鮮宣祖御醫許浚所編撰的一部漢文醫學著作《東醫寶鑑》（동의보감，成書於西元 1610 年，在 1613 年刊行）裡，指出這些生菜的性質偏寒、帶有苦味，「食用可以安撫五臟，讓原本阻塞的氣運變得通暢，也具有藥用的價值」。

萵苣含有胡蘿蔔素和維生素 A、C、B 群等營養，我做了整合分析如下，協助大家了解萵苣的分項作用。

一、**可以促進腸道蠕動**：由於萵苣含有豐富的膳食纖維和水分，能夠促進腸道蠕動，可以改善便祕問題和預防罹患大腸癌。

二、**可以預防抽筋、降血壓**：萵苣含有豐富的鉀，鉀離子具有調節血液和組織的水平衡與酸鹼平衡、協助神經訊息傳遞與肌肉收縮，以及維持心肌正常等效能，可以幫助我們預防抽筋，還可以降血壓。

三、**可以預防消化系統的癌症**：萵苣含有豐富的胡蘿蔔素，可以轉化為維生素 A。維生素 A 是一種抗氧化劑，可以協助我們維持上皮細胞結構正常，抵抗致癌物入侵，延遲癌細胞轉移，還能使正在變異的細胞轉正為良性。有醫學研究顯示，由於萵苣含有芳香烴羥化脂，能夠分解食物中的亞硝酸胺，可以預防胃癌和肝癌等消化系統的癌症。

四、**可以護眼**：維生素 A 不足會造成眼睛乾澀、夜盲症等問題，而萵苣含有胡蘿蔔素，可以轉化為維生素 A，適當補充維生素 A 有護眼的功效。此外，維生素 A 也可以保護皮膚黏膜健康，維持人體內免疫系統的正常運作。

五、**可以幫助造血與胎兒發育**：A 菜等不結球萵苣，每 100 公克含有 51 微克的葉酸，葉酸又被稱為「造血維生素」，它一方面參與 DNA、RNA 的合成與複製，另一方面是製造紅血球至關重要的物質，可以協助胎兒神經系統的運作。

以萵苣為主要食材的兩道美食，作法提供如下，可以趁假日的時候，做給自己享用或和家人共食，都是很好的盤中食。

炒豆豉萵苣豆芽豆乾

食療功效

這一道料理以萵苣、豆芽、豆乾為主要食材，不僅營養豐富，加了豆豉和其他發酵食材，氣味強烈，品嘗時會感到獨特的鮮鹹味，一絲絲的回甘味能人流連忘返。常吃豆豉可以幫助消化、預防疾病、延緩衰老、增強腦力、降低血壓、消除疲勞、減輕病痛、預防癌症和提高肝臟解毒功能。

食材

萵苣適量、豆乾適量、豆芽適量、橄欖油適量、豆豉少許

作法

① 豆乾切條備用，豆芽和萵苣清洗乾淨備用。

② 鍋中倒入適量橄欖油，放入豆乾條翻炒 2 分鐘，取出備用。

③ 鍋中再倒少許油，放入豆芽和萵苣，先以中小火快速拌炒，再轉中火，放入炒過的豆乾條，加一點豆豉拌炒一下，約 1 分鐘即可出鍋，盛盤享用。

麻油萵苣雞翅湯

食療功效

萵苣有豐富的鉀離子，倘若人體內有太多的鈉離子會造成高血壓，鉀離子可以幫助代謝體內多餘的鈉，維持體內鉀鈉平衡，減緩高血壓的狀況。萵苣能明目、止腹痛和治療壞血病、小便不利、乳汁不通等毛病；麻油能促進腸道健康與增強消化功能，並能緩解便祕等症狀；雞翅溫中益氣、補精添髓、強腰健胃，含有大量可強健血管和皮膚的膠原蛋白與彈性蛋白等，對於血管、皮膚、內臟都有作用；金針菇富含多醣體，多醣體含有膳食纖維成分而不易被人體消化吸收，所以能夠促進腸胃的蠕動。

食材

雞翅 4 隻、萵苣適量、金針菇適量、米酒少許、薑片少許、海鹽少許、麻油適量、米酒適量

作法

① 倒入適量的麻油及薑片，以中火煸炒至薑片邊緣微焦翹起。
② 放入清洗乾淨的雞翅，約炒 1 分鐘後，再放入適量的米酒和水，轉大火煮 10 分鐘後，再轉中火。
③ 約煮 30 分鐘後再放入萵苣、金針菇一起烹煮。
④ 再煮 20 分鐘後，即可盛碗享用。

5

纖維素
——最佳清腸通便劑

　　纖維素是指植物裡細胞壁重要的結構,為大自然中分布最廣、含量最多的一種多醣。它和澱粉都屬於多醣類(碳水化合物),由於人體體內不具有分解纖維物的酵素(酶),因此沒有辦法將纖維素水解成葡萄糖、產生能量,反而草食性動物,好比說牛、馬,牠們體內都含有分解纖維素的酵素。

　　雖然纖維素在人體內無法產生熱量,在以前被視為「廢物」,不過現在卻被認為是一個寶貝,就是眾所周知的「膳食纖維」,因為儘管無法被人體消化吸收,但是它能夠保持人類的健康,有些營養學家甚至把膳食纖維當作第七種營養素。膳食纖維的功能多元,具有預防便祕、痔瘡、大腸癌等腸道疾病,減低膽固醇的吸收,排出毒素,延緩進食後造成的血糖上升、以協助糖友控制血糖等作用。

　　總的來說,纖維素是一種葡萄糖(單醣)組成的大分子多醣,屬於多醣類。縱使由於結構的因素,人體無法消化吸收它,不過它對人體健康仍是好處多多。膳食纖維可以分成水溶性纖維與非水溶性纖維。這兩種的區別主要是根據能否在水中溶解為判斷基準。膳食纖維是腸道益生菌的食物來源,因此若想要腸道健康,維持身體的戰鬥力,就要多攝取富含膳食纖維的食物。

表 4-4　膳食纖維的組成、種類和用處

組成	由木質素、纖維素、抗性澱粉、抗性糊精、甲殼質、果膠、寡醣、β-葡聚醣、菊糖等多醣類組成。
種類	分為水溶性及非水溶性纖維兩種： A. **水溶性纖維**：溶於水形成膠狀，口感黏滑軟嫩，如昆布和海帶芽的海藻膠、蒟蒻裡面的葡甘露聚醣、蔬菜水果的果膠、菇類和燕麥的 β-葡聚醣等。 B. **非水溶性纖維**：口感清脆、粗硬，如堅果、蔬菜、牛蒡、全穀類、豆類、花椰菜等。
用處	膳食纖維雖然不會被身體消化吸收，但是它可以透過人體的腸胃、小腸、結腸，順利排出體外，這樣就能刺激腸胃的蠕動，吸收水分增加飽足感，它有以下 6 大用處： A. **維持腸道健康**：膳食纖維可以降低罹患痔瘡、直腸癌、大腸癌等疾病。 B. **發揮排便作用**：膳食纖維可以增加糞便體積，刺激腸道來推動糞便，而且協助軟化糞便，減少便祕的發生。纖維也可以固化鬆散、水狀的糞便。 C. **維繫心血管健康**：膳食纖維可以維持腸道菌的多樣性，只要腸道菌相健康，對於心血管就有幫助。 D. **降低膽固醇**：凡是豆類、燕麥、亞麻籽裡的膳食纖維，都可以降低血液中的壞膽固醇（LDL）。 E. **控制血糖**：水溶性纖維在餐後，可以降低醣類吸收的速度，控制血糖上升，減緩糖分的吸收，改善血糖水平。而非水溶性纖維也可以降低罹患第 2 型糖尿病的可能性。 F. **保持適當的體重**：高纖維的食物比低纖維的食物更有飽足感，所以不會讓我們吃得過多。高纖維的食物熱量較低，因此我們攝取的卡路里也會隨之減少，有助於保持適當的體重。

或許你會問我，一天要吃進多少膳食纖維比較好？我的建議是最好

每天都攝取膳食纖維，才得以維繫你我的健康。根據衛福部的公告，每天至少要吃 25～35 克的膳食纖維，換句話說，就是一天至少要吃 3 份蔬菜、2 份水果。一般來說，**青少年和成年人每天應該攝取至於 25 克的膳食纖維，而兒童所需要的分量較成年人低**。根據衛福部衛生署衛生防護中心〈健康飲食高纖維〉一文中的計算方法，只要把兒童的年齡加 5，就是他們一天當中需要攝取的分量：

兒童的年齡＋5 ＝兒童每天需要的膳食纖維分量（克）

（例如，7 歲兒童每天建議攝取 7 ＋ 5 = 12 克的膳食纖維）

一般來說，年齡愈高，攝取的膳食纖維須減量。有時候，我看到身邊的長輩吃了太多的膳食纖維，我會建議他們調整到適量就好，無須因恐慌而吃了太多，以免適得其反。眾多食物裡，以豆類的膳食纖維最豐足，例如黑豆、綠豆、紫蘇、黑木耳、海帶芽等，都是不錯的選項。我整理出一份高纖食物簡表，提供大家參考，可以納入每天日常的菜單內。

表 4-5　十大高纖食物簡表

（膳食纖維量以每 100 克計算）

食材	膳食纖維含量／100 克	食材	膳食纖維含量／100 克
黑豆	22.4 克	毛豆	8.7 克
紅豆	18.5 克	燕麥	8.5 克
綠豆	15.8 克	黑木耳	7.4 克
黃豆	14.5 克	海帶芽	6.1 克
紫蘇	8.8 克	牛蒡	5.1 克

在這裡特別提醒大家，盡量從大自然的食物來攝取膳食纖維，以我主張的「大藥」食療入手，而非保健食品，好比說纖維丸或纖維粉之類的產品，盡量不要選用。我提供 6 要口訣給各位，方便記得，才能順利執行：

一、要盡量吃各種類富含膳食纖維的食物，因為不同食物中的膳食纖維，會發揮不同的效用。
二、要連皮吃生果和蔬菜，例如不去皮的蘋果或葡萄，帶皮的白蘿蔔或地瓜。
三、增加膳食纖維的攝取量時，須循序漸進，切勿突然吃進太多的膳食纖維，反而會造成腸胃不舒服。
四、要均衡飲食。不要只注重膳食纖維，結果忽略了攝取其他的食物營養和運動。
五、每天要喝 6～8 杯的白開水或其他健康的流質飲品，因為膳食纖維的吸水力高，為了促進吃下肚子的膳食纖維能發揮作用，故必須喝適量的流質。
六、盡量吃水果，少喝果汁。水果的膳食纖維高於果汁，所以吃水果比單喝果汁好。

我研發了兩道含有豐富膳食纖維的料理和飲品，歡迎大家抽空試做，享用健康又好吃的美食，挑逗你和家人的味蕾。

燉雙菇牛肉湯

食療功效

杏鮑菇擁有降血脂、降膽固醇、增強機體免疫能力等功效，正在減重者、患有高血壓或冠心病等慢性病的人，可以常吃些杏鮑菇。舞菇有膳食纖維，還含有「MX Fraction」，不僅能促進體內的中性脂肪和血液中不良膽固醇的分解，還可以減少堆積在體內的內臟脂肪，並且具有降低血糖值的功效。牛肉可以補中益氣、滋養脾胃、強健筋骨，特別適合筋骨痠軟、久病貧血、頭暈目眩的人食用。

食材

杏鮑菇半包、舞菇半包、牛肉片（以蓮藕粉、醬油、酒醃製）一碗、酸白菜適量、絲瓜少許、洋蔥塊少許、薑絲少許、蔥絲少許、高湯一大碗、米酒少許、橄欖油少許

作法

① 放入少許的橄欖油，先炒香薑絲，再下入洋蔥塊拌炒。
② 放入杏鮑菇和舞菇混合拌炒，必須炒至菇身略軟，然後倒入一大碗高湯。
③ 高湯要沒過食材，再放入絲瓜、酸白菜，然後蓋上鍋蓋，以小火煮5分鐘。
④ 加米酒調味，再把醃好的牛肉片放入鍋中，煮到肉片呈現粉紅色，關火。
⑤ 盛入碗中，再灑少許的蔥絲，即可享用。

紅棗黃芪黑豆活力飲

食療功效

根據李時珍《本草綱目》記載，紅棗有補中益氣、滋補、潤心肺、緩陽血、生津液、悅顏色、通九竅等作用。它性味甘平，可補益脾胃，補腦安神。而《本草綱目拾遺》記載，黃芪味甘性微溫，可強化腸胃功能，保護呼吸系統和皮膚，故黃芪可以補脾和肺的氣。黑豆是膳食纖維含量很高的豆類，含有容易消化吸收的植物蛋白，加上含有大豆蛋白，可以減輕管道壓力，促進新陳代謝；所含的大豆異黃酮則有益女性調節生理機能和養顏美容。

食材

紅棗 7 顆、黃芪 7 片、黑豆 20 粒、米酒適量、薑片少許

作法

① 黑豆洗乾淨後，泡水 1 小時備用，並先煮開 600 毫升的水。
② 把 7 顆紅棗、7 片黃芪、泡好的 20 粒黑豆、少許薑片放入沸水裡，再加適量的米酒。
③ 以小火約燉煮 30 分鐘，即可飲用。早、晚餐後各喝 300 毫升。

6
紅薏仁
——排除體內廢氣天然寶物

　　我相信大家都知道白薏仁，特別在喝四神湯或者吃臺式剉冰時，都會享用到它，但是現在我要和大家談一談「紅薏仁」。我們在日本發現好的紅薏仁品種，所以想方設法將日本品種引進到臺灣。1984年，我們找到農業委員會（現為農業部），希望改良品種，移植到臺灣，後來農委會介紹了臺中改良場和我們對接和協助，於是誕生了「臺中一號」紅薏仁品種。這對臺灣同胞來說相當有意義，而且從此將紅薏仁納入日常養生食療的行列。

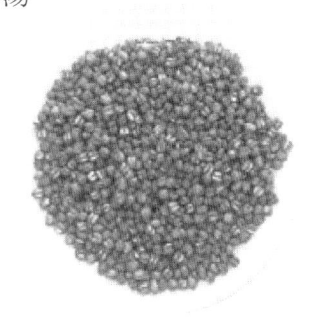

↑ 圖 4-4 「臺中一號」的紅薏仁品種。

陽氣最旺的時候，有助於治病

　　冬病夏治是中國傳統醫學中的特色療法，它是根據《黃帝內經・素問・四氣調神大論》中「春夏養陽」、《素問・六節藏象論》中「長夏勝冬」的克制關係，發展而來的中醫養生治病指導思想。**冬病夏治是指對於一些在冬季容易發生或加重的疾病，在夏季給予針對性的治療，提**

高機體的抗病能力，從而使這些病症能減輕或消失，是中醫學「天人合一」的整體觀，和疾病預防觀「未病先防」的具體運用。常用的治療方法包括穴位敷貼、針刺、藥物內服等和飲食調整，透過在夏季自然界陽氣最旺盛的時間，對人體進行藥物或食物療法，益氣溫陽、散寒通絡，從而達到防治冬季易發疾病的目的。

有些人一到夏天就全身不舒服，經常頭痛、失眠、煩躁、坐立不安等，這是因為夏天容易讓我們新陳代謝快速，血液循環加劇，心臟負擔加重，因此夏天要從養「心」做起，尤其是 50 歲以上的銀髮族，需要隨時保持心情舒暢，避免生氣，預防心臟病發作。養心可以吃一些苦味、紅色的食物，例如苦瓜、苦茶、蓮子芯等，以收清心涼血、解暑去熱、健脾利胃之效；紅棗、紅豆、紅薏仁、紅扁豆、桑葚、紅西瓜、葡萄柚、紅蘿蔔、番茄等，都有益養血、降血脂、改善心血管和血液循環。要想去溼熱、消水腫、減肥，可以多吃冬瓜、絲瓜、苦瓜、蓮子、紅豆、紅薏仁、山藥等去溼利尿的食物。**夏季養生做得好，就可以「冬病夏治」，調整體質。**趁著一年中最炎熱、陽氣最旺的時候，多晒太陽，運動強身，少吃生冷，可以改善過敏體質，減少一些冬季好發的慢性疾病，如慢性支氣管炎、風溼等陽虛症。

春季養肝，綠色入肝；夏季養心，紅色入心；秋季潤肺，白色入肺；冬季養腎，黑色入腎。7、8 月正是一年的長夏，節氣從小暑、大暑、立秋到處暑。來到長夏的時節，太陽酷熱，溼氣蒸騰，形成暑熱和潮溼交替，所以中醫主張：「長夏防溼。」也就是說，長夏養生重在健脾去溼、養護脾陽。臺灣的夏季就是又溼又熱，而脾臟最怕溼熱，「脾溼」會影響消化功能，容易出現疲倦乏力、食慾不振、大便溏稀、四肢冰涼的情形，甚至會造成水分滯留，形成水腫。

去溼氣，身體就輕鬆

紅薏仁、紅豆是清除體內溼氣的大內高手。紅薏仁可以去溼氣、消水腫，健脾益胃；紅豆也有利水消腫、健脾胃的效果。熬煮的時候多加點水，可把湯汁當水喝，紅薏仁、紅豆粒則當飯吃，既可以健脾、祛溼，又可以養血。熬煮時，紅豆別煮破；孕婦和經期中的人則不宜多吃紅薏仁，因為它有活血的作用。

由於冬病大多屬於虛冷、陽氣不足的疾病，而夏天陽氣較旺，如果能趁夏天調理身體，冬天時，這些疾病就比較不會發作。冬病中又以過敏占多數，尤其是過敏性鼻炎。根據中國醫藥大學附設中醫兒科資料顯示，過敏性鼻炎的孩童占整體患者的 60%，超過一半的孩童都是來治療過敏性鼻炎，建議可以趁著夏天掌握 5 個重點，包括貼三伏貼，補充益生菌，少碰冰品，外出戴口罩，常吃紅薏仁，用這些方法來降低冬天過敏的發作機率。

臺灣夏天的溫度通常很高，甚至有時會飆高到 40°C，雖然汗流浹背讓人覺得通體不舒服，不過高溫的環境，對人體的血液循環狀況，相較於其他季節明顯比較好；在呼吸道方面，因為氣管遇冷會收縮，所以有些人在冬夜、特別是凌晨最低溫的時候，容易咳嗽甚至氣喘，夏天這方面的問題就比較少。

在臺灣，過敏、氣喘、紅斑性狼瘡等免疫功能異常的疾病，近幾年來有日趨嚴重的趨勢。以氣喘為例，大臺北地區學童的發生率：1974 年 1.3%，1994 年 10.8%，2004 年 15%。這些氣喘學童大部分都必須長期服藥，長大後罹患慢性支氣管炎、支氣管擴張、肺氣腫等慢性阻塞性肺疾病的機會大為增加，過敏性鼻炎的發生率比氣喘高上 2 至 3 倍不等。

臺灣大學食品研究所前所長江文章教授，他去日本東京大學留學兩

年後（1975年），得了杉花粉導致的過敏性鼻炎。1978年，江教授學成返臺後，對灰塵、機車廢氣、空調冷氣等過敏，讓他的症狀更加嚴重。他每天早上起床會打噴嚏，出門要戴口罩，也因此養成除非有事、否則一定是上午10點左右到校，晚上10點以後才離校的生活作息。

1991年，兩起過敏引起的疾病在江教授家裡發生，他就讀小二女兒經常因蕁麻疹而嘴唇腫歪，打針吃藥也沒用。經過我的母親莊博士診治，暫時不喝牛奶，而且喝了改善過敏體質的食療後，未再復發。江教授本人則是因過敏性鼻炎、感冒而引起急性肺炎，雖經名醫診治仍再度復發。一年半後（1993年），在他發生第3次急性肺炎時，改用母親的紅薏仁和中藥食療後，逐漸康復。後來，在江教授的研究室與臺大醫學院免疫學研究所江伯倫教授，以及生命科學院生化科技系林璧鳳教授等共同研究下，20幾年來，已陸續發表10多篇與紅薏仁相關的碩、博士論文及學術期刊論文。在特異性免疫、非特異性免疫及呼吸道發炎模式等探討中，發現紅薏仁可透過抑制IgE、組織胺和促發炎細胞激素的分泌，平衡Th1/Th2的細胞反應，減緩呼吸道收縮和發炎反應等機制，而發揮改善過敏體質和減緩氣喘症狀的效果。

薏仁有「世界禾本科植物之王」的美譽，在歐洲被稱為「生命健康之友」。到底薏仁有哪些營養，值得大家這麼讚賞呢？

在明代李時珍的《本草綱目》裡這樣記載著：「薏米（即薏仁）能健脾益胃，補肺清熱，去風勝溼。炊飯食，治冷氣。煎飲，利小便熱淋。」

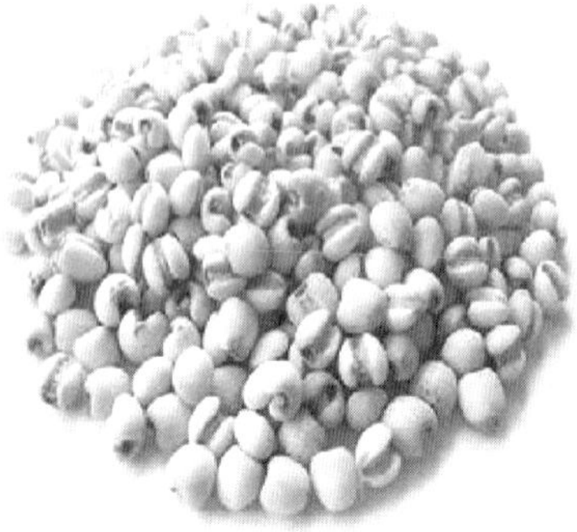

↑ 圖4-5 薏米勝過靈芝草。

在最近幾年來，不斷的有大量的科學研究、臨床實踐舉證，薏米不僅是藥物，而且還是一種抗癌藥物。經過多方的檢定，它對癌症的治抑率有35%以上。所以，在桂林地區有一首民謠傳唱：「薏米勝過靈芝草，藥用營養價值高，常吃可以延年壽，返老還童立功勞。」

拯救大軍性命的薏苡

宋代才子蘇東坡有一首賦：「伏波飯薏苡，禦瘴傳神良。能除五溪毒，不救讒言傷。」賦中所提的伏波，指的是東漢伏波將軍馬援，那時候因為南方交趾叛亂，西漢光武帝派遣伏波將軍馬援率軍南下鎮壓。當大軍浩浩蕩蕩到徐聞時，當地山深林密，瘴氣四起，白天暴熱、夜晚寒冷，溫差過大讓大部分兵士身染重病，已經無力應戰，馬援將軍只好命令安營紮寨，停戰休息。

有一個夜晚，馬援在帳內煩惱時，忽然有人掀簾而進，仔細一看是一位長者，這位長者手執一株稿禾，上面滿結粟子，形狀像珍珠，他向馬援說：「我乃前朝合浦太守孟嘗，見馬將軍一路勞苦，兵士多病於溼熱瘴癘，故特奉上良藥薏苡仁，以水煮服即可恢復元氣。」說罷，長者即逝。馬援驚醒後，只見一株薏苡仁籽放在書桌前。隔天，馬援派遣軍士入山搜尋，只見山前谷下盡長薏苡，馬援非常高興，採摘回營烹煮。不到兩天，生病的軍士都康復了，士氣大振，大獲全勝。

當時的南方薏苡顆粒大，馬援想帶回栽種，載運了一車。當時大家以為是南土珍怪，皇親貴族都想分一杯羹，有一位奸臣稟奏光武帝，指說馬援搜刮南方珍珠好幾車，意圖占為己有，皇上半信半疑。之後，馬援在一次戰役中不幸生病過世，佞臣就乘機誣陷馬援耽誤軍機，又提起貪汙大量珍寶的往事，光武帝勃然大怒，摘掉馬援官侯。所以，馬援的

靈柩運回家鄉的時候,根據史書記載,沒有一人弔唁,馬援的後代上朝請罪,真相才大白,因此補封馬援為新息侯。馬援葬在城西,人們為了紀念他,就以「伏波山」來紀念他,並且把紅薏仁稱為「薏珠子」,後人就傳頌此事為「薏苡之謗」、「伏波薏苡」、「薏苡明珠」,比喻遭人誣衊、蒙受冤屈的意思。

🌱 臺灣本土紅薏仁

薏仁、薏米、薏仁米、米仁或薏苡仁,都是指薏籽實去除外殼和種皮的種仁部分,又常被分為兩種:一、紅薏仁:指未去除麩皮的糙薏仁,其顏色是黃褐色至暗紅色;二、精白薏仁:指去除麩皮的白色薏仁,俗稱「大薏仁」。

日常生活中有青春痘、風溼痛、皮膚溼疹的患者,非常適宜吃紅薏仁,其成分包括蛋白質、醣類、胺基酸、鐵、維生素 B_1、B_2、鈣、鉀。功效有利尿強骨、養顏美白、抗過敏、降低血糖、增加免疫力。假使以沖泡茶飲的方式入藥,建議先煎煮薏仁大約 30 分鐘,會幫助有效成分釋出。

在臺灣農委會臺中區農業改良場進行日本薏仁和臺灣野生薏仁品種改良研發,命名為「臺中一號」的臺灣本土品種薏仁後,如今遍地開花結果,研發許多紅薏仁的品種。而市售多見的精白薏仁,大部分則從東南亞地區引進,需要防腐、防蛀的處理,所以食用後對人體會產生不太好的影響。在長程的運送過程中,容易新鮮度下降,品質難以維持,更會產生異味,有黃麴毒素生成的可

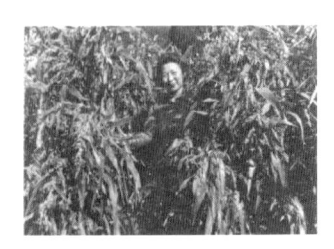

↑ 圖 4-6 莊博士在臺中改良場和紅薏仁合影的珍貴鏡頭。

能。因此，建議食用本土的紅薏仁，對你我的健康比較有保障。臺灣的水質純淨，栽培土壤不會使用化學肥料，更不會噴灑化學藥劑，使得本土的紅薏仁不會產生異味，沒有防腐處理，又能控制產量，新鮮度有保證，其營養和療效如下：

一、薏仁中的脂肪酸，主要由油酸及亞麻油酸組成，食用後可以降低血脂。

二、《本草綱目》云：「薏苡仁（紅薏仁的別名），陽明藥也，能健脾養胃，虛則補其母，故肺痿、肺癰用之，筋骨之病，以治陽明為本，故拘攣筋急風痺者用之。土能勝水除溼，故水腫用之。」這一段記載告訴大家，紅薏仁味甘、淡，性微寒，歸脾、胃、肺經，有健脾滲溼、舒筋除痺、清熱排膿、止瀉的作用。中醫時常用它來治療脾虛腹瀉、肌肉痠重、關節疼痛、水腫、腳氣等病症。如果以同樣分量的紅薏仁和粳米，將紅薏仁磨成細微顆粒，和粳米一起熬煮成粥，每天喝 1～2 次，不僅補脾除溼，而且還可以協助治療脾虛水腫或風溼痺痛、四肢拘攣等病症。

三、紅薏仁具有健脾補肺、清熱利溼的作用。在《中國藥植物鑑》裡記載：「（薏仁）治肺水腫，溼性肋膜炎，排尿障礙，慢性胃腸病，慢性潰瘍。」

吃對薏仁，吃出健康

1997 年，輔仁大學食品營養系教授、財團法人千禧之愛健康基金會董事的蔡敬民發表〈薏仁對血脂質之影響〉的研究報告，不只從動物

研究中證實，薏仁可降低倉鼠血漿的總脂質濃度、極低密度及低密度脂蛋白膽固醇及總膽固醇濃度，並可改善由高油脂飲食導致的肝臟脂肪堆積。在人體的研究也證實，每天只要吃 60 克的薏仁，血膽固醇明顯下降，無論是血漿總脂質、三酸甘油酯、低密度脂蛋白膽固醇（俗稱「壞的膽固醇」）以及血糖濃度，都可降低；而好的膽固醇，也就是高密度脂蛋白膽固醇，則可提高。

從營養學來說，薏仁裡含有碳水化合物、脂肪、蛋白質、纖維素、礦物質鎂、維生素、薏仁多醣（coixans）、薏仁酯（coixenolide）等營養成分。目前在市面上看到的薏仁，多半是進口的、已去除外殼與種皮的穀仁，也就是「白薏仁」。但若想要得到薏仁更多的營養成分，建議選擇只除去外殼，而留下種皮的「紅薏仁」，也就是「糙薏仁」，因為薏仁的紅色種皮是含有「薏仁酯」最多的地方。

近幾年的研究顯示，薏仁酯對於癌細胞有抑制作用。所以，臺灣生產的糙薏仁，不僅所含的維生素 B 群和纖維素較完整，含有薏仁酯的防癌作用，也是進口精白薏仁比不上的。

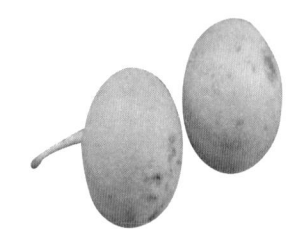

⬆ 圖 4-7 薏苡籽實。

為什麼我們把紅薏仁視為紅色的珍珠？那是因為母親莊博士發現紅薏仁可以抑制癌細胞發展。她畢生以預防醫學為志業，全力尋找可以預防癌症的可能性，當她在日本發展事業時，她認識了紅薏仁，我們當下

決定將日本的紅薏仁品種帶回故鄉臺灣栽種，希望把這個防癌的紅色珍珠帶給臺灣的同胞。於是，從 1983 年開始，我們陸續分批將種籽帶進臺灣。在此期間，我們四處打聽，不計較個人的財富，無私的將紅薏仁種籽貢獻給農委會臺中改良場。當時參與栽種改良的人有呂阿牛先生、高德錚先生、曾勝熊先生等人，在此要特別感謝呂先生，他在培植紅薏仁期間，廢寢忘食，精神感人，讓我們打從心底佩服和感激。雖然呂先生已不在人世，但臺灣可以成功改良紅薏仁的品種，呂先生的貢獻當居首位。

我特別製成表 4-6，讓讀者清楚明白，哪些人適合或不適合食用紅薏仁，避免產生不好的影響。

表 4-6　哪些人適合食用紅薏仁？

☑ 適合	⊘ 不適合
● 長期便祕者 ● 過敏、水腫者 ● 腳氣病浮腫、各種關節炎患者 ● 胃癌、子宮頸癌患者	● 習慣性流產者 ● 排便困難或小便多，嚴格控制食用量者 ● 糖尿病患者，須注意攝取量 ● 孕婦不宜多量，淺嘗即可 ● 生理期的女性不宜多量，淺嘗即可

值得推廣的紅色珍珠

每次家人提及紅薏仁的營養時，我們總是熱此不疲的相互分享，因為我們把紅薏仁當成神奇的寶貝，當然這裡面多多少少帶有感情的部分。當初我們在日本發現紅薏仁良好的品種，歷經千辛萬苦將種籽引進到臺灣，促成臺灣紅薏仁品種大改進，如今遍地開花，已經很多人在享

用紅薏仁。我們沒有想要從中獲取多大的利益，只是一股腦兒想要奉獻，如今每回追憶到當初推廣的傻勁，自己不禁傻笑起來。無論如何，紅薏仁帶給大家許多的營養價值，這一切都值得了。

食用紅薏仁的好處有：

一、紅薏仁含有多種維生素和礦物質，有促進新陳代謝和減少胃腸負擔的作用，可當作生病期間或病後體弱病人的補益食材。
二、慢性腸炎、消化不良等症狀的病人，經常食用紅薏仁食品會有很大的改善效果。紅薏仁可以增強腎的功能，而且有清熱利尿的作用，因此對有浮腫的病人具有療效。
三、根據實驗，紅薏仁有防癌的作用，其抗癌的有效成分中包括了硒元素，能夠有效抑制癌細胞的增殖。中西醫都認為，紅薏仁可當成胃癌、子宮頸癌患者的輔助治療食材。
四、站在預防醫學的角度來看，經常吃紅薏仁，不僅可以使身體輕盈，還能減少腫瘤發病機率。
五、紅薏仁裡面含有相當多的維生素 E，時常食用可以保持皮膚光澤細膩，還能幫我們消除粉刺、色斑，改善膚色，而且它對於由病毒感染引起的贅疣等，也能發揮治療作用。
六、紅薏仁裡面含有豐富的維生素 B，對防治腳氣病相當有幫助。

就是因為紅薏仁的益處很多，在我們的心目中把它視為紅色的珍珠，才會提醒大家要經常食用，而我們自己也是身體力行，在家裡經常吃，才能延年益壽！

紅薏仁的藥用及營養成分

從古到今，紅薏仁之所以被稱為藥用植物，探究其因是它的果實中的薏仁酯具有消炎、利尿、排膿、鎮痛、消腫及抗腫瘍的作用；根部所含的薏苡素（coixol），對神經痛、風溼性關節炎及肩膀痠痛具有鎮痛鎮靜作用，也可作為驅蟲藥。由於紅薏仁含有豐富的胺基酸、維生素、8-octadeceic acid 等，無論是對促進新陳代謝，或是用運在皮膚粗糙、魚鱗痣和其他贅疣等的保養，都有相當不錯的成果。

表 4-7　紅薏仁和其他禾穀營養成分的比較

作物	水分	蛋白質（%）	脂肪（%）	澱粉（%）	纖維（%）	灰分（%）	熱量（卡/100公克）
紅薏仁	12.8	14.2	11.0	59.5	1.2	1.3	397.1
白米	15.5	7.4	2.3	72.5	1.3	1.3	351.9
小麥	13.5	12.0	2.1	64.5	1.5	1.5	335.9
大麥	14.0	10.0	1.9	66.5	2.4	2.5	338.5
低筋麵粉	15.0	8.0	1.7	74.7	0.4	0.4	354.6
高筋麵粉	15.0	11.6	1.8	71.0	0.4	0.4	354.1
麥片	15.0	7.3	1.3	75.4	0.4	0.4	354.2

如表 4-7 所顯示，紅薏仁是禾穀作物中，蛋白質和脂肪含量最豐富的穀類，其蛋白質和脂肪含量分別高達 14.2%、11.0%，尤其是胚乳部分蛋白質更高達 14.2%，比小麥大約多 2%。紅薏仁的蛋白質是由醇溶蛋白、穀蛋白、球蛋白和卵蛋白等組成，胺基酸則以脯胺酸、亮胺酸

和麥胺酸居多；而組成脂肪的脂肪酸中以油酸約占 1/2 左右，亞麻酸占 1/4，其次為棕櫚酸。紅薏仁的碳水化合物含量在 60% 左右和 0.8% 的纖維。而且，紅薏仁也含大量的維生素 B_1、B_6 和鐵、鈣質，是其他禾穀類沒有的特性。其熱含量 100 公克高達 397 卡，也比白米的 351 卡和小麥的 335 卡來得高。

要特別提醒大家，雖然紅薏仁比白米飯營養，但不要想以紅薏仁來代替白米飯就可以不發胖，因為紅薏仁的熱量和白米飯不相上下。如果想以紅薏仁取代米飯，建議可以 1：1 或 2：1 的比例和白米飯一起烹煮。紅薏仁要發揮效用，必須經常吃，甚至需要連續吃好幾個月，所以我稱之為「食療」，而非「藥療」。一般生薏仁 600 公克，煮熟後就有 6 碗的分量，每 1 碗有 100 公克，熱量大約是 400 卡。

在人體研究裡，我們發現攝取紅薏仁，一方面可以減緩正常人和高血脂病人餐後的血漿總脂質、三酸甘油酯和血糖上升濃度，另一方面還能降低高血脂病人的血漿膽固醇、血漿總脂質、三酸甘油酯、低密度脂蛋白膽固醇和血糖濃度，同時增加高密度脂蛋白膽固醇濃度。所以，我建議大家每天攝取 50～100 克的紅薏仁，對健康會非常有幫助。我也研發了一些紅薏仁創意料理，在此和大家分享。

紅薯紅薏仁飯

食療功效

紅薯富含黏蛋白，其為一種多醣和蛋白質的混合物，具有延緩衰老、增強免疫力的作用。但是，容易脹氣、胃酸過多、尿頻者，不宜食用。蒸熟、煮透防癌的功效最佳。紅薏仁搭配帶皮的紅薯，防癌效果有加分的作用。

食材

帶皮紅薯適量、紅薏仁 2 杯（電鍋的量杯）、熱開水 2.5 杯

作法

① 把紅薏仁先清洗乾淨後，以熱開水浸泡 8～10 小時，可以在晚上睡覺前先浸泡，隔日上午取用。
② 把泡過紅薏仁的水倒掉，再倒入 2.5 杯的熱開水，並且將洗淨的帶皮紅薯切小塊，放入紅薏仁內。
③ 按照平常使用電鍋煮飯的方式，煮紅薯紅薏仁飯即可。

Tips

如果不想吃紅薯，可以只煮紅薏仁飯食用。建議可以多煮一些紅薏仁飯，吃不完的可以冷藏，當煮湯或炒菜時，可以撒一些紅薏仁飯一起烹煮。逐漸習慣吃紅薏仁飯之後，咀嚼起來會有點像吃綠豆的感覺。

紅薏仁龍眼天麻雞腿

食療功效

紅薏仁的作用是抗過敏、活血、美容、助腿力、防癌；龍眼肉具有補益心脾、養血安神的效用，可用於減緩思慮過度、勞傷心脾所導致心悸怔忡、失眠健忘、神疲乏力等。特別提醒，月經期的婦女和孕婦建議暫時不吃，因為它能活血的緣故。龍眼乾的維生素 C 含量勝過奇異果，可以調養子宮和滋補身體，其性溫味甘，有補益心脾、養血安神等功效；天麻的作用則有抗癲癇、抗驚厥、抗風溼，鎮靜、鎮痙、鎮痛、補虛，對三叉神經痛、血管神經性頭痛、腦血管病頭痛等，都有明顯的鎮痛效果；雞腿肉可以溫中益氣、補虛填精、健脾胃、活血脈、強筋骨。

食材

雞腿切塊、紅薏仁（最好選用本土生產的）半碗、龍眼乾一大匙、茯苓適量、天麻一小匙、黑棗少許、橄欖油適量、蔥蒜少許、米酒少許

作法

① 先在前一夜把紅薏仁用熱開水泡到隔天早上，須泡 8～10 小時左右。然後，放入電鍋依照一般煮飯的方式煮熟。
② 把橄欖油倒入大鍋內，放入蔥蒜少許，大火炒一下。
③ 將洗好、切好的雞塊放入大鍋內，淋上適量米酒，大火翻炒約 5 分鐘。
④ 轉中火，放入龍眼乾、茯苓、天麻、煮好的紅薏仁、黑棗，加入適當的水量，蓋上鍋蓋，燜煮 40 分鐘。等雞塊軟硬適中，即可盛盤食用。

7

黑白芝麻
——消氣雙嬌

芝麻原稱胡麻,可能源自於非洲或印度,傳說是西漢張騫通西域時引進到中國的。經過科學的考證,芝麻原產於雲貴高原,後來相繼在浙江湖州市錢山漾新石器時代遺址和杭州水田畈史前遺址裡,發現有古芝麻的種子,證實了老祖先會種芝麻。

芝麻全株長著茸毛。莖直立,高約 1 公尺,下圓上方。總狀花序頂生,花單生,或兩三朵簇生於葉腋。圓筒狀,唇形,淡紅、紫、白色。因為有各種品種,長筒形蒴果的棱數有 4、6、8 不等。種子扁圓,有白、黃、棕紅或黑色,其中以白色的種子含油量較高,黑色的種子入藥,味甘性平,有補肝益腎、潤燥通便的功效。

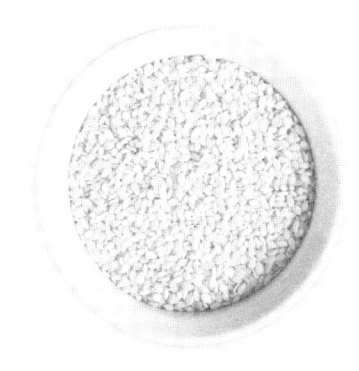

⬆ 圖 4-8 含有豐富油脂的芝麻,可通便潤腸。

唐代葛鴉兒寫了一首詩《憶良人》，藉由夫妻應該在春耕時一起播種芝麻，述說想念之情：「蓬鬢荊釵世所稀，布裙猶是嫁時衣。胡麻好種無人種，正是歸時不見歸。」

這首詩描述一名婦人原本是滿頭的秀髮，如今亂如飛蓬，買不起首飾，只好自己拿荊條折成了髮釵別在頭上。像她如此的貧窮人家，世上真是少有的啊。連一件像樣的服飾都沒有，還穿著出嫁時娘家陪送的布裙，現在那樣的衣裝已經沒有人穿了。已經到了春耕的時候，該播種芝麻了，然而丈夫在外，誰來一起播種呢？按說，現在已到了丈夫該回家的時候了，為什麼還沒回來呢？

在古代，據說只有夫婦同種芝麻，才能得到好的收成，所以葛鴉兒在詩中以春耕同種芝麻來比喻夫妻同心，也讓我們了解芝麻的生長期。

芝麻的營養與功效

芝麻有黑白兩種，食用以白芝麻為好，補益藥用則以黑芝麻為佳。芝麻既可食用又可作為油料。在日常生活裡，我們大多數吃的都是芝麻的製成品，例如芝麻醬、香油等，直接吃整粒芝麻的機會極少，因為芝麻仁外面有一層稍硬的膜，只有把它碾碎，裡面的營養素才得以充分被吸收。因此，人們將整粒的芝麻炒熟後，以食品加工機攪碎或以小石磨碾碎了之後，再提供給消費者食用。

除此之外，芝麻油中含有大量人體必需的脂肪酸，亞麻油酸的含量高達 43.7%，比菜油、花生油都高。而它的莖、葉、花都可以提取芳香油。小磨製成的芝麻油，香氣撲鼻，深受人們喜愛。芝麻花裡有蜜腺，它與油菜、蕎麥並稱為三大蜜源作物，而且以芝麻蜜為最優。

芝麻可提供人體所需要的維生素 E、維生素 B_1、鈣質，尤其是它的

亞麻油酸，能夠去除附在血管壁上的膽固醇，所以在食用前，如果把芝麻磨成粉，或者是直接購買芝麻糊食用，可以更好的吸收它的營養素。在這裡，我整理一份芝麻的營養成分表，協助大家了解它的營養價值。

表 4-8　芝麻營養成分列表（每 100 克中含）

成分名稱	含量	成分名稱	含量	成分名稱	含量
水分（克）	5.7	能量（千卡）	531	能量（千焦）	2222
蛋白質（克）	19.1	脂肪（克）	46.1	碳水化合（克）	24
膳食纖維（克）	14	膽固醇（毫克）	0	灰分（克）	5.1
硫胺素（微克）	0.66	核黃素（毫克）	0.25	尼克酸（毫克）	5.9
維生素 E（T）（毫克）	50.4	(β-γ)-E	49.04	δ-E	1.36
鈣（毫克）	780	磷（毫克）	516	鉀（毫克）	358
鈉（毫克）	8.3	鎂（毫克）	290	鐵（毫克）	22.7
鋅（毫克）	6.13	硒（毫克）	4.7	錳（毫克）	17.85

在古代藥書都有記載芝麻的用處，列舉如下：

- 《神農本草經》：「芝麻主治傷中虛羸，補五內、益氣力、長肌肉、填精益髓。」
- 《抱朴子》：「耐風溼，補衰老。」
- 《本草綱目》：「胡麻取油以白者為勝，服食以黑者為食。錢乙治小兒痘瘡變黑歸腎，百祥丸，用赤脂麻煎湯送下，蓋取其解毒耳。」
- 《本草從新》：「胡麻服之令人腸滑，精氣不固者亦勿宜食。」
- 《本草求真》：「下元不固而見便溏，陽痿，精滑，白帶，皆所忌用。」
- 《本草崇原》：「麻乃五穀之首，稟厥陰春生之氣。夫五運於木，而遞相資生。主治傷中虛羸者，氣味甘平，補中土也。補五內，益氣力，所以治傷中也。長肌肉，填髓腦，所以治虛羸也。」
- 《得配本草》：「甘，平。入足三陰經血分。補精髓，潤五臟，通經絡，滑肌膚，治尿血，袪頭風，敷諸毒不合，並陰癢生瘡。得蔓荊，治熱淋莖痛；得白蜜蒸餌，治百病。配連翹，治小兒瘰癧。嚼生芝麻，綿包與兒咂之，下胎毒。」

  「烏色者佳。敷瘡，生嚼；滑痰，生用；逐風，酒蒸。入補，蒸曬；炒食，不生風病。精滑，脾滑，牙疼，口渴，四者禁用。麻雖潤而偏致口燥。」
- 《本草經解》：「巨勝子即脂麻仁也，脂麻氣平，秉天秋涼之金色，入手太陰肺經；味甘無毒，得土中正之土味，入足太陰脾經；脂麻之仁，兼入手少陰心經。氣味升多於降，陽也。陰者，

中之守也。傷中者，陰血傷也。肺為津液之化源，脾統血，心主血，脂麻入脾肺心，甘平益血，所以主傷中也。」

「脾主肌肉，脾燥則虛瘦，味甘入脾，故主虛羸。內為陰，外為陽，五內，五臟之內，藏陰之所也，脂麻脂潤，故補五內。陰虛則餒，五臟既補，氣力自充。脾主肌肉，葉甘潤脾，肌肉自長。髓與腦皆陰氣所化也，甘平益陰，陰長髓腦自填。久服味甘益脾，脾血潤，故不老；氣平益肺，肺氣充，故身輕也。」

我把以上古代藥書所寫的有關芝麻的功效，以中西醫學的角度，用淺白的方式，整理如下，方便大家扼要掌握精髓：

一、芝麻可以降低血糖，增加肝臟和肌糖元含量，而且可以降低血中膽固醇含量。
二、芝麻可以降低睪丸和肝臟中脂褐質水平，提高血漿中生育酚含量，從而推遲衰老現象發生。
三、芝麻對離體豚鼠子宮有興奮的作用。
四、芝麻可以抑制腎上腺皮質功能，可以增加腎上腺中抗壞血酸含量及降低膽固醇。
五、以新鮮滅菌的芝麻油塗布皮膚，有減輕刺激、促進發炎恢復的作用。
六、芝麻所含營養成分可以補充營養，脂肪油可以潤燥滑腸。
七、芝麻富含不飽和脂肪酸，可以降低膽固醇和降血壓。

南朝道士、醫學家、文學家、養生專家陶弘景對芝麻的評語是：「八穀之中，惟此為良，仙家作飯餌之，斷穀長生。」在古代中國，芝

麻歷來被視為延年益壽的食品，宋代大詩人蘇東坡也這樣認為：「芝麻可以強健身體，抵抗衰老，以九蒸胡麻，同去皮茯苓，少入白蜜為麵食，日久氣力不衰，百病自去，此乃長生的要訣。」

　　我把黑白芝麻列入「腹內大掃除」的食材行列，主要是以芝麻可以掃除腸內的氣。腸內滯留氣體的人，是因為水分的攝取量多，有內臟下垂的傾向。這類人的排泄物又軟又細，而且排泄困難。我主張呼吸器官不健全的人，應該食用白芝麻；腰弱、冷症的人則食用黑芝麻。方法是體重每 2 公斤對應 1 公克，一天分 3 餐食用，每餐前將芝麻放入口中咬碎後再吞下。與此同時，我設計了一道芝麻料理，提供大家參考品嘗。

黑芝麻南瓜雞肉

> **食療功效**

南瓜富含 β- 胡蘿蔔素，可以幫助身體生成維生素 A，而維生素 A 能夠增強免疫系統，對抗感染；雞肉營養價值高，可以改善缺鐵性貧血，維持皮膚黏膜健康，有益心血管的健康，幫助肌肉合成。黑芝麻具有促進腸道蠕動、排除廢氣、維護骨骼的健康、預防貧血、預防白頭髮生長、抗氧化、幫助睡眠、調節免疫系統和抗憂鬱等功效。

> **食材**

南瓜 1/4 顆、無骨雞腿肉適量、薑適量、水適量、醬油少量、黑芝麻適量、海鹽少量

> **作法**

① 將南瓜放入沸水中煮約 4 分鐘，軟化外皮後，下刀切出 1/4，挖去瓢籽。建議可以保留南瓜籽，烤南瓜籽來吃。
② 將南瓜切小塊，雞腿肉切小塊，薑切成薑絲，備用。
③ 把切成小塊的雞腿肉，加入醬油醃漬大約 10 分鐘。
④ 將醃漬好的雞腿肉塊放入鍋裡，煎至金黃色。
⑤ 加入南瓜塊和薑絲與④拌炒，再加入大約 1/2 杯水以及海鹽，煮開後蓋上鍋蓋，以小火燒煮 6 分鐘。
⑥ 以筷子插入南瓜，如果容易插入，表示已經煮透了，可以盛盤。
⑦ 盛盤後，撒上適量的黑芝麻，即可盡情享用。無論是搭配白飯或者煮熟的麵條一起食用，都是不錯的選擇。

8

海蜇
──消除胃氣小小兵

我有一位朋友,她有鼻炎,而且鼻子過敏,經常不自覺用嘴巴呼吸,把空氣吸入消化道裡而產生脹氣,卻不知道這是鼻子導致的,直到有一天我向她分析她的鼻炎和脹氣的時候,她才恍然大悟,原來兩者有密不可分的關係。

有脹氣的人,經常坐臥難安,也有一些醫師認為,它會造成免疫力下降,引發各種疾病。我的朋友也會向我描述:「不知道怎麼回事,最近我只要用餐後,肚子好像充滿氣似的,無法消退,甚至脹得讓我難受。」不僅如此,她還會頻繁的放屁、打嗝。有時候在客人面前發生這些窘狀,讓她十分尷尬,這種似病又不像病的情況,她不知道要看哪一科的醫師。我相信,有一些讀者也有類似的情況。

「**脹氣是萬病之因。**」我常在演講時,說明這句話的道理,這是因為氣滯留在人體內,會阻礙各種津液的循環,使得內臟活力受損,造成各部位的痠痛和疲倦,甚至導致免疫力下降,而衍生各種疾病。所以,我呼籲大家,要時時觀察自己是否有脹氣的現象。在表 4-9,我整理出幾種常見原因,讓大家了解為什麼容易產生脹氣。

表 4-9　產生脹氣的原因

1 吃進容易產氣的食物

體內產生的氣大多由大腸內細菌在分解食物的過程中產生。而人體內因為缺乏某些消化寡醣類和多醣類碳水化合物的酵素，因此如果吃下如豆類製品、地瓜等食物，因為不容易被小腸吸收利用，大多數進到大腸再被分解，所以產生更多氣體，包括氮氣、二氧化碳和甲烷等。

2 飲食習慣不良

飲食時，狼吞虎嚥，邊吃東西邊說話，就會吃進不少空氣。加上不愛運動，容易導致氣體囤積在肚子裡。

3 有鼻炎、鼻子過敏的人

經常不自覺用嘴巴呼吸，把空氣吸入消化道裡，就很容易產生脹氣。

5 罹患腸胃道疾病的人

例如有大腸激躁症、消化性潰瘍、膽結石、胃炎、腸阻塞、腸套疊、腸沾黏、腸胃道腫瘤等問題的病人，也容易累積腸氣而導致脹氣。

4 有壓力的人

壓力會讓人容易感到緊張、心跳加快、血壓上升、肌肉緊繃，導致腸胃蠕動變慢，造成腹脹。

🌱 防脹氣從日常小事做起

每一天，我們從睡醒、睜開眼睛，迎接美好的一天開始，健康的飲食和生活習慣可以幫助我們預防讓人心煩的脹氣。像我日常早起散步或慢跑、活動筋骨，除了促進血液循環、活絡消化系統之外，還可以喚醒腸胃道的功能。特別是上班族，因為長時間坐在辦公室裡，很容易彎腰駝背或癱坐在椅子上，使得小腹突出。所以提醒自己，健康的坐姿須縮小腹、拉直背脊，如此才可避免脹氣。

中午用餐前，請休息片刻，先消除一下疲勞再用餐。我建議，你可以利用飯前的 15 分鐘，洗一下臉，同時輕柔的按摩臉部和肩頸（從下而上），這樣做會讓人慢慢的放鬆下來。用餐時，請盡量不吃會產氣的食物，例如包心菜、芹菜、洋蔥、綠花椰菜、球芽甘藍、青椒、茄子、馬鈴薯、地瓜、糯米製品、芋頭、玉米、香蕉、柑橘類水果、豆類製品、麵包、汽水、可樂等碳酸類飲料和甜點等。保持心平氣和、愉悅的心情，用餐時記得細嚼慢嚥，不要把壓力帶到飯桌上。如果在有壓力下進食，會增加腸胃的負擔。

與此同時，請不要邊吃東西邊聊天，避免將空氣一起吃下肚子裡。特別是平常大家有一個錯誤的習慣，一吃完午餐，就立刻趴下來午睡。我的建議是，最好起身走動一下，以刺激腸胃的蠕動，可以幫助消化，而趴睡也會因壓迫胃部而產生脹氣，這是許多人不知道的不良習慣。我觀察過歐美上班族群，他們沒有趴著睡午覺的習慣，所以比較不會有脹氣的問題。

晚上睡前 3、4 小時，就不要再進食了，因為就寢時腸胃的蠕動會變慢，這時候食物如果還沒消化結束，非常容易腹脹。平常我身體力行吃東西吃 7 分飽就好，這樣才不會造成腸胃的負擔。而在睡前可以做簡

單的伸展操,來排除一天累積下來的疲勞和脹氣:請將身體平躺,手腳自然伸直。吸氣時,右腳屈膝,感覺右腿擠壓到腹部;吐氣時,右腳放下來,然後換左腳重複動作。動作簡單,鼓勵大家每晚睡前都做一做。

海蜇的藥用與營養價值

　　吃海蜇有助於排除腸胃的脹氣。自古以來,老祖先就有食用海蜇的習慣。明代醫家李時珍所著的《本草綱目》記載:「人因割取之,浸以石灰、礬水,去其血汁,其色遂白。其最厚者,謂之蛇頭,味更勝,生熟皆可食。」海蜇的膠原蛋白含量高達 70%,而且不含脂肪酸,有清胃化痰、消炎降壓等作用。不過,海蜇性涼,建議脾虛的人盡量不吃。

　　海蜇,古稱「海蛇」,又叫鮓魚、古鏡、海僧帽等,是一種可以吃的水母。在中國傳統醫學看來,海蜇是一帖「清熱化痰、消積化滯」的神藥,具有幫助緩解咳嗽痰多、消化不良等作用。水母的外形似降落傘,傘下有很多有毒的觸手,其最大的觸手可長達 10 公尺。它是無脊椎腔腸動物,沒有心臟、血液、大腦、鰓、骨骼和眼睛。在晉代《博物志》記載:「東海有物,狀如凝血,縱廣數尺方圓,無頭目處所,無內臟,眾蝦附之,隨其東西。」可見得,當時已對水母有所認識。而在《本草綱目》也說:「(水母)大者如床,小者如斗,無眼目腹胃,以蝦為目,蝦動蛇(即水母)沉。」這裡則是描述了水母的獨特構造。海蜇按照產季,可分為春蜇和秋蜇兩種。

　　海蜇,性平,味甘、鹹,入肝、腎、肺經。在藥理上用海蜇原液,灌注離體蟾蜍心臟,可以減弱心肌收縮力。海蜇煎液靜脈注射,可使麻醉兔血壓降低,小腸容積增加,腎容積縮小。以此煎液灌注於兔耳血管和蛙全身血管,也有擴張血管的作用。其功效主治範圍有清熱化痰、

消積散結、滋陰潤腸、肺熱咳嗽、痰熱哮喘、瘰癧結核、食積痞脹、泄痢疳黃、溼熱腳氣、崩帶、腸燥便祕、丹毒、燙傷。其藥效在醫藥典籍裡，大多有記載，舉列如下：

- 《醫林纂要》記載：「（海蜇）補心益肺，滋陰化痰，去結核，行邪濕，解酒醒酒，止嗽除煩。」
- 《歸硯錄》記載：「海蜇，妙藥也。宣氣化瘀，消痰行食而不傷正氣。以經鹽、礬所製，入煎劑雖須漂淨，而軟堅開結之勳，則固在也。故哮喘、胸痞、腹痛、癥瘕、脹滿、便秘、滯下、疳、疸等病，皆可量用。雖宜下之證，而體質柔脆，不能率投硝、黃者，餘輒重用海蜇，隨機佐以枳、朴之類，無不默收敏效。」、「善清濕熱，散風毒，凡洗鵝掌風、腳氣並良也。」
- 《本草綱目》記載：海蜇「主治婦人勞損、積血帶下」等。
- 《本草拾遺》記載：「主生氣及婦人勞損，積血，帶下，小兒風疾，丹毒，湯火傷，以薑、酢進之。」
- 《醫林纂要·藥性》記載：「補心益肺，滋陰化痰，去結核，行邪濕，解渴醒酒，止嗽除煩。」
- 《本草求原》記載：「安胎。」
- 《隨息居飲食譜》記載：「清熱消痰，行瘀化積，殺蟲止痛，開胃潤腸，治哮喘，疳黃，癥瘕，瀉痢，崩中帶濁，丹毒，癲癇，痞脹，腳氣。」
- 《食物中藥與便方》記載：「有降血壓、軟堅化痰之功。」
- 《中國動物藥》記載：「（乾燥全體）治熱疾，口燥咽乾，陰虛便祕，淋巴結結核，高血壓，矽肺等。外用治丹毒、燙傷。」

綜合古代醫家臨床經驗和研究，普遍認為海蜇有清熱解毒、化痰、

消積、潤腸等藥效，經常被用在清熱化痰、消積破滯、祛風止痛、解毒散結、催乳止痛、補益強壯、潤腸通便等方面。而在西醫的研究上，每100克海蜇含有蛋白質12.3克、鈣182毫克、碘132微克，有豐富的維生素類、菸酸、磷、鐵等。此外，還有擴張血管、降低血壓、降低心肌收縮力等效用，能夠用作降血壓的食療方，例如大家耳熟能詳的傳統古方「雪羹湯」，出自清代四大名醫之一王晉三（王子接）所著的《絳雪園古方選注》，現介紹如下：

雪羹湯

主要功效
清熱生津、消食化痰。

治療對象
口乾舌燥、消化不良、大便難解的人。

食材
新鮮荸薺15克、海蜇30克（1人量）

作法
① 荸薺去皮（保留黃色部分）後，洗淨備用。
② 海蜇溫水泡發後放入鍋中，加入清水500毫升，大火燒開後，轉小火煮30分鐘。
③ 加入荸薺，繼續煮15分鐘即可，喝湯吃渣。

這一道湯方中的荸薺就是馬蹄，其性味甘寒，入肺、胃經，有生津止渴、消積化痰的藥效，是秋天潤燥生津的重要食材。不過，在夏天吃荸薺也是不錯的選擇，具有清熱養陰的功效。荸薺皮和荸薺肉之間有時候會有一些黃色的東西，有些人誤解是沒有清理乾淨，其實這是一種常被人忽略的重要成分——荸薺英。西方醫學研究發現，荸薺英對金黃色葡萄球菌、大腸桿菌有抑制的作用，可以防治胃腸道感染。不過，荸薺英不耐高溫，所以提醒不宜久煮。特別要提醒脾胃虛寒的人，不適合常飲此湯，可能會出現腹瀉的情況。

　　舉凡廢氣滯留在胃部的，都可以食用海蜇。日本的海蜇色澤黑，我主張食用白色的海蜇，以 10 倍的水浸泡 20 分鐘，適當料理之後，可以在早餐當作小菜佐餐。接下來，介紹我研發的兩道海蜇料理，日常 3 餐都可以食用。

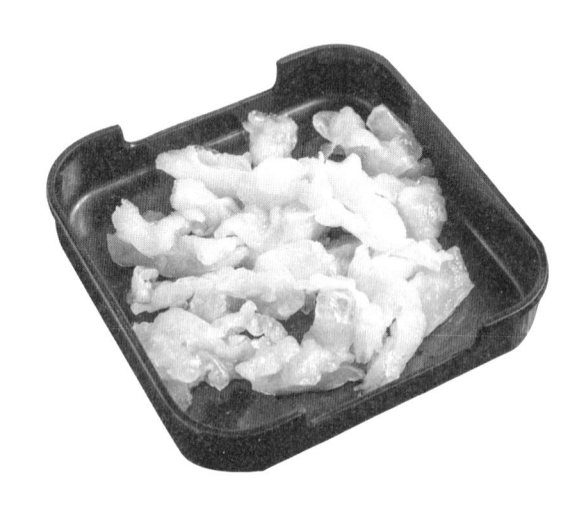

↑ 圖 4-9 海蜇有助於排除胃腸脹氣。

莊醫師淬釀海蜇

食療功效

海蜇皮和紅蘿蔔都可以排除胃部的廢氣；小黃瓜內的維生素C、β-紅蘿蔔素和類黃酮有抗氧化和抗發炎的功效，可以幫助人體避免疾病和防止某些癌症發生。

食材

海蜇皮半斤、小黃瓜1根、蒜苗1根、紅蘿蔔半根、蒜頭4顆、小辣椒1根、海鹽適量、淡醬油2匙、砂糖適量、香油適量

作法

① 先將海蜇皮切成0.5公分寬大小，略為清洗之後，把水龍頭開至最小水量，以流動的清水漂洗10分鐘，以便去除海蜇皮的腥味和重鹹味。

② 小黃瓜、蒜苗、紅蘿蔔切絲備用；蒜頭、小辣椒切末備用。

③ 取一只平底鍋，倒入半鍋的水，煮至沸騰後熄火，然後倒入2碗冷開水，放入①的海蜇皮。用筷子攪拌20秒後，撈起放入冷開水裡備用。

④ 拿一個碗放入③瀝乾水分的海蜇皮，接著加入②備用的食材和調味料拌勻，最後滴適量的香油，清爽的獨家淬釀海蜇就完成了。也可以再撒上黑芝麻或腰果，更添加香氣。

彩椒炒海蜇

食療功效

彩椒是少數富含茄紅素的食材。茄紅素能夠對抗攝護腺癌、子宮頸癌、膀胱癌和胰臟癌等，其豐富的纖維也能夠降低結腸細胞與致癌毒素的接觸；海蜇的營養成分高，特別是蛋白質含量豐富，還含有鈣、碘等營養元素。海蜇還是許多中藥處方的關鍵成分之一，對氣喘、風溼病、高血壓、慢性支氣管炎、胃脹氣、胃潰瘍等疾病，都有不錯的治療效果。

食材

乾海蜇皮適量、青椒絲適量、紅甜椒絲適量、黃甜椒絲適量、泡發香菇絲適量、竹筍絲適量、蒜末 5 公克、薑末 5 公克、醬油 1 大匙、烏醋 2 大匙、細糖 1 又 1/2 大匙、米酒 1 大匙、太白粉 2 茶匙

作法

① 煮熱一鍋水到大約 80℃，放入乾海蜇皮，汆燙大約 30 秒後，沖涼瀝乾；調味料調勻後備用。要注意，汆燙海蜇皮不要使用太燙的沸水，會使口感變差，最適合的溫度是 80℃左右，這樣的海蜇皮吃起來比較有彈性。

② 熱鍋，倒入適量的橄欖油，放入蒜末、薑末爆香後，加入青椒絲、紅甜椒絲、黃甜椒絲、香菇絲和竹筍絲，再放入①的海蜇皮翻炒。

③ 最終淋入①調好的調味料汁炒勻，就可盛盤上桌享用。

9

陳皮和橘絡
——時間淬鍊的珍寶柑橘

在我家裡，最常用的果皮就是黃橘的橘子皮。它的用處甚多，晒乾的橘子皮即是「陳皮」，可泡茶或撒一些入菜，是順氣的聖品，一些藥書或食譜裡有記載的如下：

- 《本草綱目》云：「橘皮，苦能泄，能燥，辛能散，溫能和。其治百病，總是取其理氣燥溼之功。同補藥則補，同瀉藥則瀉，同升藥則升，同降藥則降。脾乃元氣之母，肺乃攝氣之倉，故橘皮為二經氣分之藥，但隨所配而補瀉升降也。浴古老人云：陳皮、枳殼利氣而痰自下，蓋此義也。同杏仁治腸胃氣秘，同桃仁治大腸血秘，皆取其通榜。又云：主治去熱，通氣，利肺止咳，清痰利尿，開胃；大腸悶塞，婦人乳癰，入食料解魚腥毒。」
- 《藥性論》云：「治胸膈間氣，開胃，主氣痢，清痰涎，治上氣咳嗽。」
- 《本草拾遺》云：「去氣，調中。」
- 《日華子本草》云：「消痰止嗽，破癥瘕痃癖。」
- 《醫學啟源》云：「去胸中寒邪，破滯氣，益脾胃。」
- 《隨息居飲食譜》云：「治噫噎，脹悶，疳瘧，瀉痢，便秘，腳

氣。」

- 《藥鑒》云：「氣溫，味辛微苦，氣薄味厚，無毒，可升可降，陽中之陰也。必須年久者為美。去白性熱，能除寒發表。存白性溫，能補胃和中。與白朮、半夏同用，則滲濕而健胃。與甘草、白朮同用，則補脾而益胃。有白朮則補脾胃，無白朮則瀉脾胃。有甘草則補肺，無甘草則瀉肺。故補中湯用之以益氣，平胃散用之以消穀，二陳湯用之以除痰，乾葛湯用之以醒酒。予嘗用陳皮一斤，滾水泡，去白，令極淨，烏梅、大草、青鹽各四兩，濃煎取汁浸透，晒半乾，再入白糖六兩拌勻，用紫蘇葉、薄荷葉上蓋，蒸一炷香，每用少許，不拘時常服，治久嗽痰火，長服健胃和中，解酒毒。」

陳皮是芸香科植物橘及其變種的乾燥成熟果皮。原植物多生於丘陵、低山地帶、湖泊河岸或平原，喜歡溫暖溼潤的亞熱帶氣候。不耐寒，稍耐蔭，以陽光充足、地勢高燥、土層深厚、透氣性良好的砂質壤土或壤土最適合生長。其味苦、辛，性溫。歸肺、脾經。有理氣健脾、燥溼化痰的作用。臨床用名有陳皮、炒陳皮、薑陳皮等。除了黃橘皮／陳皮外，還有青橘皮，又稱青皮，指未成熟橘子皮製成者。在《本草綱目》中記載：「（青皮）治胸膈逆氣，脅痛，小腹疝氣，消乳腫，疏肝膽，瀉廢氣。」

橘子是一個藥食同源的好例子，光是一個橘子皮，就可以變身為 5 味藥：陳皮、青皮、鮮橘皮、橘白和橘紅。橘皮和橘肉之間的橘絡，也是我家中的常客，是家常必備的好中藥；而橘子的籽，也是 1 味藥，叫「橘核」。橘葉也是常用的 1 味中藥，整個橘子連皮帶肉製作成蜜餞，同樣可當中藥食用。至於大家常吃的橘肉，不僅可以潤燥生津，還可以

開胃理氣，我們家經常在秋冬兩季把它當飯後水果來吃，尤其在吃完正餐後，吃幾瓣的橘子特別爽口，還能幫助消化，或者冬季覺得口乾舌燥，建議拈瓣橘子來吃，可以滋潤乾渴的呼吸系統。如果參加宴會，在喝酒、吃大魚大肉之後，吃顆性涼的椪柑可利尿解酒，並能稍稍平撫暴飲暴食引起的胃熱反應。

吃橘子究竟會上火，還是降火？

表面上來看，吃橘子可以降火氣，但這不是絕對的結論，因為橘肉偏涼性，吃多了容易上火。由於植物的皮和肉是一對陰陽。橘皮可以燥溼化痰，但橘肉反而潤肺生津，多吃容易助溼生痰；橘皮可以順氣，橘肉反而造成滯氣。你是否有這樣的經驗，一旦橘子吃多了，胃卻不舒服了，這是因為胃裡有溼滯，溼滯鬱積就使得胃的功能失調，造成胃熱，也就是大家稱呼的「胃火」，如果上攻到頭部，就會產生牙痛、喉嚨痛等上火的症狀。但是，橘子的橘絡可以順氣，能夠破除胃氣的積滯，使它正常的往下走；吃過橘絡的人都知道它味苦，苦味的橘絡剛好可以解胃熱。因此，當你在吃橘子的時候，千萬不要把橘絡特意丟棄，懂得養生的人知道，吃些橘絡可以預防「上火」。橘絡的名字剛好有個「絡」字，它主要疏通的就是絡脈。經絡是我們身體氣血運行的

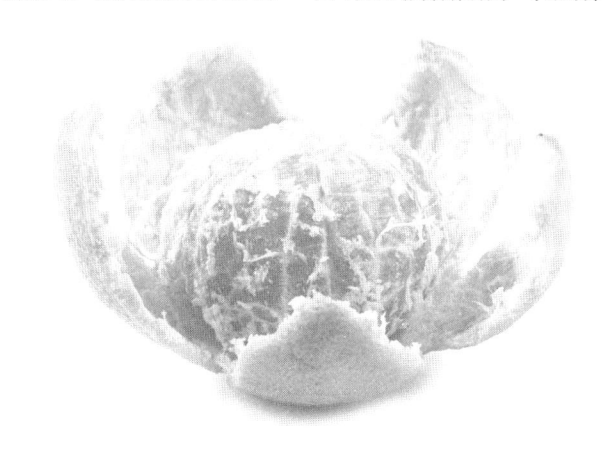

↑ 圖 4-10 橘肉、橘絡、橘核均具藥用價值。

通道,大的通道稱為「經脈」,像是一條條的線路;小的通道稱為「絡脈」,是經脈的分支,像是密密麻麻的網路,將氣血輸送到全身的每一個地方。

在中國傳統醫學裡講「久病入絡」,這句話的意思是說一個人如果有慢性病,在絡脈裡肯定會逐漸形成淤阻。因此,對於久病不癒的病人,資深的中醫師就會加一些通經活絡的藥方來輔助調理,而橘絡即是最理想的選項。它的貢獻在於可以治療痰溼淤阻絡脈。這裡說的「痰溼」,指的是人體內無法排出的液體類垃圾。好比說高血脂、高血壓、血管硬化、脂肪肝、冠心病、乳腺增生、腫瘤、慢性支氣管炎、百日咳、肺結核、體虛肥胖等,皆是痰溼淤阻造成的病症。不通,就會產生疼痛,所以淤阻嚴重者,會引起疼痛感,例如長期咳嗽所造成的胸悶、胸痛。這時候,吃橘絡來透過疏通經絡,可以發揮止痛的功能。

平常,我看到很多朋友吃橘子時,特意花時間把白色的橘絡挑得很乾淨,捨棄不吃,理由是它有苦味。我都會提醒大家,如果你患有現代文明病或是慢性病,吃一些橘絡,可以幫助你疏通體內各處細微的管道,舉凡血管、支氣管、乳腺管等,都能藉由橘絡做保健。而且,橘絡的藥效平和,幾乎沒有反作用,平日我常拿乾橘絡來泡茶喝,甚至烹調料理時使用。建議你可以在烹調時撒橘絡,讓它融入餐點裡,就絲毫感覺不出它的苦味,反而可以為你帶來健康。

橘絡好處多,不僅含蘆丁可使血管保持彈性,中醫認為網狀分布的橘絡可行氣通經絡,對於久咳、久病,特別是肺部纖維化的人食用,可以產生不錯的疏通效果,能夠改善咳嗽的狀況。但是我要提醒,不要自己亂吃橘絡治咳,因為橘絡通常會搭配其他中藥一起使用,而非單1味橘絡,就能立刻治好咳嗽。橘肉裡面的籽稱為橘核,在中醫裡有理氣散結止痛的效用,常用來緩解睪丸腫痛和乳房結塊腫痛。橘肉較少入藥,

通常做為食療，可以生津、止渴、化痰。

橘子的陳皮和橘絡同樣能排除胃部的廢氣。我的作法是，將橘子先用鹽巴清洗，隔 20～30 分鐘後洗乾淨、一天吃一個就好。橘皮晒乾就是漢方稱呼的陳皮，可以把乾陳皮切絲後，放入玻璃罐中存放備用，可以用熱開水沖泡成茶飲用，或者煮湯、烹煮料理時撒一些，食用後可減少胃部脹氣。

至於橘子剝皮後看到白色絲狀的結絡，則是一個非常好的祛痰劑，可以收集晒乾後存放在容器裡備用，同樣可以拿來泡茶當飲品，或是撒一些入菜入湯，都是很好的養生作法。

當家中有長輩痰多時，橘絡和冰糖一起煎來飲用祛痰，是一個不錯的作法。而經常打嗝的人飲用陳皮和橘絡所煎的開水，煮味噌湯或泡茶飲用，都可以排除胃部的廢氣。

我自己研發了兩道橘子的茶飲和蜜餞，歡迎大家參考使用。

陳皮絲生薑平安茶

食療功效
薑可以去寒,當受風寒、有輕微感冒症狀時,可用老薑加入紅糖熬煮薑湯,喝了後身體熱熱的,能減緩不適的情況。如果在薑湯中再加入乾陳皮絲,更有溫胃、化痰止咳的作用。

食材
乾陳皮絲適量、生薑片 3 片、紅糖少量

作法
① 陳皮絲和生薑片加水煮滾,約 10 分鐘。
② 可加少許紅糖調味後飲用。

Tips
陳皮絲生薑平安茶不能完全代替中藥。如果咳嗽、腹痛、嘔吐、腹瀉嚴重時,請找醫師診治。

蜜餞橘皮丁

食療功效

橘皮有順氣的功效；蜂蜜具有抗菌和抗氧化的能力，可提升免疫力，亦有緩和喉嚨乾癢、舒緩腸胃不適的療效。

食材

橘子皮適量、鹽少許、蜂蜜適量、白糖適量、容器一個

作法

① 將新鮮橘皮用鹽洗乾淨，去掉蒂頭和壞掉的部分，切成小丁塊。
② 拿一個容器，放入①的橘皮丁，加入適量的蜂蜜或白糖，醃漬 20 天左右。成品會有清爽香甜的口感，不僅可當果醬，也可直接食用，當作小點心。

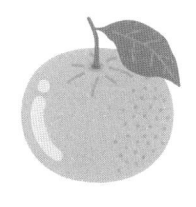

PART 5

「腹內大掃除」清體術

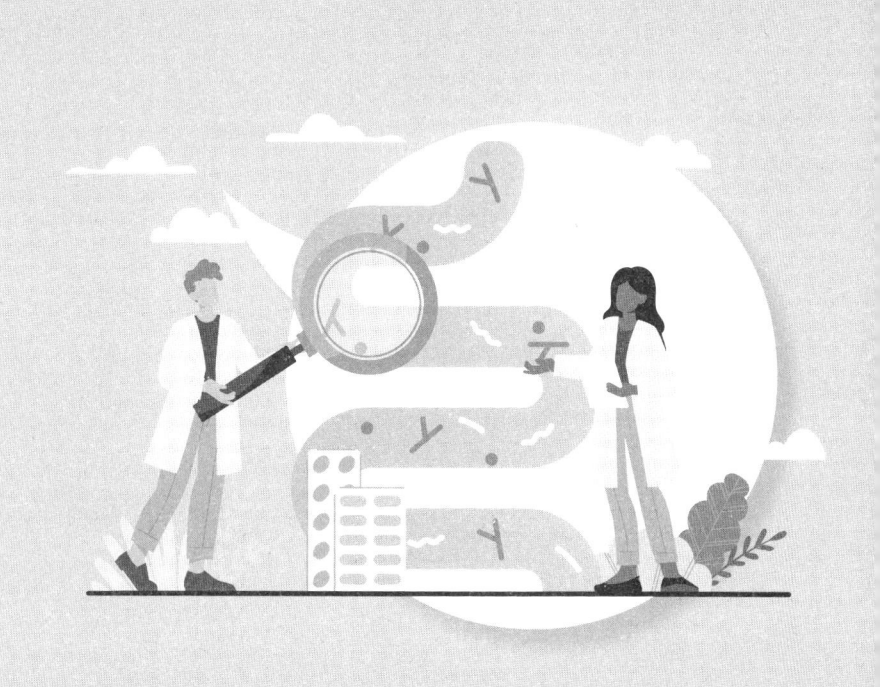

1

為什麼要做「腹內大掃除」？

根據我們的研究,頭重、肩膀痠痛、背疼、腰痛、手腳冰冷的症狀,多起因於胃腸裡滯留氣體所導致。換句話說,胃腸裡的氣體壓迫肺部,使呼吸運動沒有辦法很自然的運行,而肩至背中的肌肉受到精神上或者生理上的壓力反應,造成肩膀痠痛;壓迫血管或者神經,成為皮下血行障礙,誘發冷感等症狀。倘若伸直背脊,用手指觸摸腹部皮膚的各處,可以察覺到有些地方溫度比較高,有些地方溫度比較低。這個氣體診斷法我在前文已經詳述(請參閱頁115)。體內的氣體對健康有害,它也可以告訴我們健康的狀態,所以我說它是身體狀況變化的警報器。

平常如果偶爾打嗝,可以喝杯溫熱開水緩解一下,倘若遇到打嗝情況持續48小時以上的「持續性打嗝」,或超過一個月以上的「頑固型打嗝」,提醒大家不要輕忽,建議到醫院就診尋找病因。根據統計,在肝膽腸胃科,因為打嗝求診以男性居多,大多數是因為工作壓力大、飲食速度太快、胃酸逆流而造成打嗝不斷,產生困擾。一般來說,改變不良的飲食及生活習慣並且合併用藥,通常很快就能改善不適情況。

如果有人放屁沒有味道,有可能得了「吞氣症」。吞氣症是指不小心把空氣吞進消化道。大多數被誤吞進肚子裡的空氣,都可藉由打嗝而

排出體外；而沒被排出的誤吞空氣，則會漫遊到消化道裡，並且造成脹氣。這些被困在肚子裡的空氣，有一部分會經由小腸與血管被送往肺部，最終排出體外。這也就是為什麼我們有時候會從嘴巴裡，排出像屁一樣的不臭氣體，不臭的原因在於這些氣體在進入大腸以前，就已經被消化道吸收了，而且已經過肺部的過濾。消化道裡剩下的空氣則透過放屁的方式，排出體外。

表 5-1　最常發生誤吞空氣的 6 個原因

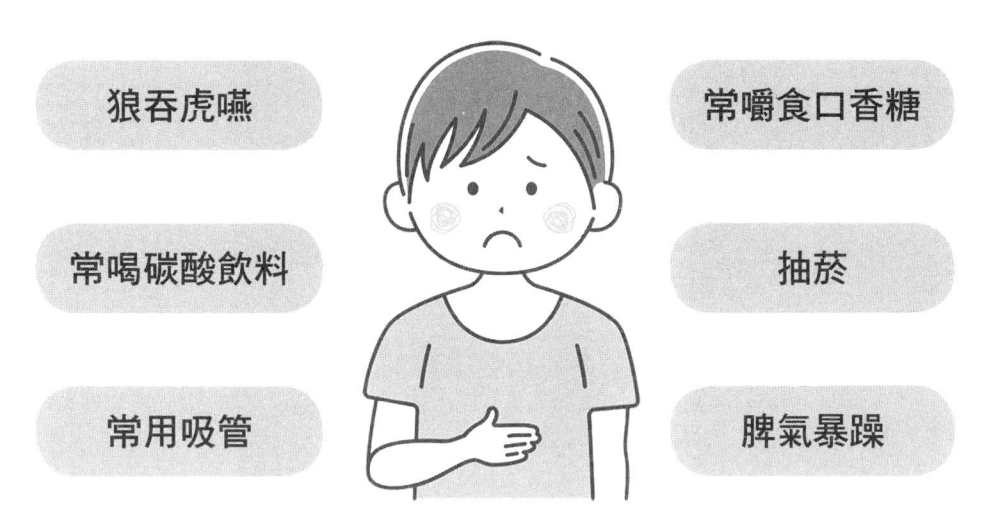

- 狼吞虎嚥
- 常喝碳酸飲料
- 常用吸管
- 常嚼食口香糖
- 抽菸
- 脾氣暴躁

女性因為腸道附近有子宮與卵巢，腸道先天比起男性來得長，也更多彎曲，因此先天上比較容易有脹氣的問題。我打個比方，這很像是折氣球時，愈長的氣球，如果彎折愈多，氣就容易堵住，這就也就是女性為何容易感到腹脹，而且便祕的情況比男性多的原因。

倘若經常有腹脹、放屁不斷的情況，除了檢視飲食，以一個星期為單位，一項項排除容易產氣的食物之外，過於油膩、不易消化的食物也盡量避免。倘若病人只是單純脹氣問題，最常使用的是消除脹氣的藥

物，例如加斯克兒（Gascon，具有結合胃腸道內的小氣體，使其更容易排出體外的作用）。坊間大肆廣告的益生菌或者消除脹氣的非處方用藥，偶爾使用無妨，不過如果時常感到脹氣、放屁不斷而造成不舒服，嚴重到腹痛、持續性的拉肚子、血便、呼吸不順等，我主張一定要盡快就醫，找出病因。

打嗝、放屁、排便、排尿這4種常見的生理現象，都與腸胃道的氣體有關。人體如何自然的排除氣體和廢物呢？這麼多的「氣」到底哪裡來的呢？而「氣」太多時，我們又該如何處理呢？因為這些反思，促使我研發一套清體術，目的在協助人體排除廢氣和廢物，那就是「腹內大掃除」。它的特色有4點：

一、不必斷食。可以清理腹內的廢棄和廢物，但是不會有饑餓感。

二、在一整天進行的時候，會頻繁的放屁或排便，因此建議在家裡進行。

三、成年人和兒童、全家大小都適用，功能也相同，唯獨使用的食材分量不同。

四、每週或每個月至少進行1次，1年至少進行12次。就像替家裡大掃除一樣，環境整潔，身心自然健康。如果行有餘力，可以每週進行1次，尤其現代人的飲食特別油膩、高油高脂，清理腹部是每個人對自己的健康應盡的義務。

由於成年人和兒童的身體器官與食量有所區別，所以進行「腹內大掃除」的時候，請留意不要把成年人的分量要求兒童照用，避免達不到效果。適合進行「腹內大掃除」的成年人是指18歲以上（含18歲）的人，兒童是指3歲至17歲的人。

2

成年人的「腹內大掃除」

在現代社會裡,由於生活步調非常緊湊,幾乎每個人習慣處於非常緊張的狀態。尤其是上班族,為了適應快速的步調,基於趕時間,時常不吃早餐,到了中午、晚上又因為太多的事務纏身或忙於應酬,養成了填鴨式的不良飲食習慣。

如此不規律的飲食方式,已經讓我們的腸胃運作大亂,無法消受,於是出現了體型異常,連帶產生了腰痠背痛、頭疼、脾氣暴躁的問題,以及各種慢性病上身。

我們如果想要恢復健康的正常體型,就必須痛定思痛,至少每週或每月進行一次「腹內大掃除」,用一整天的時間來進行排除體內的廢氣、穢物和整食的工作,只要一週或一個月清理一次胃腸,就可以延年益壽。

接下來,我會詳細介紹利用白蘿蔔、牛蒡、梅子、萵苣、纖維素、「福康」或紅薏仁、芝麻、海蜇、陳皮和橘絡等食材,進行「腹內大掃除」的步驟。

成年人腹內大掃除

必要食材

必須要準備的主食材

① 白蘿蔔汁：每 1 公斤體重，需要 40 毫升的白蘿蔔汁。

② 牛蒡：每 1 公斤體重，需要 20 公克的牛蒡。

③ 醃漬梅：每 10 公斤體重，需要 1 個醃漬梅。

補充食材

搭配性的副食材，分量不多，看個人情況而定。如果吃下主食材感覺太飽，可以視個人的食量而不吃補充食材；如果感覺可以吃得下，就一起準備補充食材。

① 萵苣：每 20 公斤體重，需要 1 片萵苣。

② 纖維素：每 20 公斤體重，需要纖維素 0.5 克，例如燕麥或地瓜等。

③ 「福康」或紅薏仁：每 20 公斤體重，需要 1 小匙的「福康」（請參閱頁 270）或紅薏仁飯（作法請參閱頁 213）。

④ 芝麻：每 20 公斤體重，需要 0.5 公克黑或白芝麻。

⑤ 海蜇：每 20 公斤體重，需要 0.5 公分寬、煮熟的海蜇皮。

⑥ 陳皮和橘絡：每 20 公斤體重，需要 1 小匙切碎的陳皮絲和橘絡。

製作工具

深鍋一個、量杯一只、量秤一臺、菜刀一把、普通鍋一個、濾網一個（細的紗布亦可）、榨汁機一臺、熱水瓶一個、菜瓜布一塊

作法

① 白蘿蔔帶皮洗淨後榨汁，去渣後，放入深鍋內。
② 新鮮的牛蒡用菜瓜布帶皮洗淨，切薄片後放入深鍋內。
③ 將醃漬梅加入①、②一起煮，先用大火煮開，加蓋、轉小火燉 2 小時，濃縮至需要的分量（1 公斤體重 ×20 毫升／天）。
④ 另備一鍋，鍋面上放一濾網，將煮好的濃縮物濾過後，將汁倒入熱水瓶內。
⑤ 過濾後剩餘的牛蒡渣，待涼後，可分裝成 6 等分，放入冰箱冷凍庫中保存。

用法

① 所有的食材必須在執行「腹內大掃除」的前一天備妥和做好。
② 「腹內大掃除」的當天早上，開始喝「濃縮汁液」，分次不等量的喝。整天除了「必要食材」和「補充食材」外，不可食用其他的食物。在當天下午 3 至 4 點之前，應將全部濃縮汁液喝完。
③ 服用 2/3 時，會因為大腸蠕動，開始將腸內的老廢物或廢氣排出。有些人排便的次數會增加，或放屁的聲音很大。與此同時，也會開始流汗，這是新陳代謝的正常作用。所以，進行「腹內大掃除」時，最好選擇在空閒的假日實施比較妥當，才不會影響到他人。

「腹內大掃除」的工作到此完成（如果進食必要食材不會覺得飽，可以考慮再進食補充食材，但是不要勉強，否則會失去意義），但是從隔天開始，請完成以下的步驟：

① 牛蒡渣須在食用的前一夜取出，放在冰箱冷藏室解凍，早餐前取出、蒸約 20 分鐘左右，飯後用正確的咀嚼方法，慢慢吃完。這是因為只有一整天的時間，仍無法真正的將體內清掃乾淨，持續 6 天在早餐後吃的牛蒡，可以幫助腸道的蠕動，加強排出體內廢物或廢氣的功能。
② 橫膈膜大的人，進行「腹內大掃除」時，需要另外配合檸檬汁一起食用。

清除腹內廢氣、穢物的工作完成後，我們就可以養成正確的飲食方式，將早、中、晚餐的分量依照 3：2：1 的比例，也就是「早餐吃好，中餐吃飽，晚餐吃少，不吃更好」的原則來進食，逐漸將自己原本異常體型調整過來。

我們的胃腸為 3 餐忙碌，每一週或每個月，就請給它一個放假日吧！採用莊醫師「腹內大掃除」的方法，用一天的時間整理飲食，對身體只有好處、沒有壞處。不要以為一整天沒有吃如平常的正餐，你就會餓昏了，這樣就太低估自己的體力了！如果是病人想要進行「腹內大掃除」，可以請教醫師如何進行。

3
兒童的「腹內大掃除」

從胎兒在母體內開始，一直發展到 2 至 3 歲，這個期間是腸道菌群培養的關鍵期，讓孩子從小培養良好的腸道菌群，對幼年成長與智能的發展、疾病發生率等，皆具有影響力，甚至會一直影響到中年以後的健康狀態，這一點可能大家都沒有想到。

腸道是人體的第二個大腦

我們知道，腸道裡有數百萬個神經元，是大腦以外最複雜的神經系統，我也向家長們打個比方，這就好像有一個幹練的神經網路行銷 CEO，結合龐大細菌群在腸道裡營運整個身體，所以腸道才會被稱為是「人體第二個大腦」。

早在胚胎發育神經系統時期，腸和腦來自同一個源頭——即從神經脊發育而來。神經脊分成頭、尾兩側，並且往兩個方向獨自發展，一個向頭側發育成中樞神經系統，就是大腦；一個向下側逐漸發育成腸道神經系統。神經網路有很多神經深入腸道內層，匯集訊息，傳給中樞神經，而且透過「腦腸軸線」（gut-brain axis），與大腦彼此聯繫，互相影響對方。腸道裡的菌群數高達百兆個，更有超過 70% 的免疫球蛋白 A 是由腸道製造，由於 70% 以上的免疫細胞集中在這裡，使得腸道成為

人體最大的免疫器官,因此像拉肚子、腸胃不舒服、腸躁症等腸胃問題,還有憂鬱症、自閉症等身心疾病,或多或少都和腸道息息相關。

「腹內大掃除」所使用的食材,經過一些步驟清理烹煮後,形成「濃縮汁液」,主要是讓腸道好吸收,不要製造負擔,無論兒童或成年人都適用。大家不妨想一想,當孩子沒有胃口或者因為生病沒有食慾,通常家長都會讓孩子多喝飲品和湯品,這樣做可以讓腎和小腸進行大清洗,刺激免疫系統,使身體分泌生長激素。當我們生病時,往往食量大減,康復後卻很想吃東西,主因就是身體會通知我們需要進食了,這是大自然的醫療系統在運作所致。

所謂的斷食減重法或養生法,是一種收縮性的活動,因為在我們不吃不喝的時候,身體會自發性的收縮,所以需要注入一些膨脹的液體,例如清水、泉水、菜湯、稀釋的蔬果汁等,無論熱飲、溫飲或室溫飲用皆可。這些菜湯和蔬果汁會提供電解質和養料,讓身體的神經系統持續運作。我建議,早午晚 3 餐可以輪替飲用不同的飲品和湯品,這樣可以避免偏向某一種養料。不過要提醒大家,盡量不喝含咖啡因的飲品和含高蛋白質的飲品,例如可樂、可可奶、茶、咖啡、牛奶、豆奶、麥芽飲品等。

關於兒童的排便方面,根據醫學文獻,足月生產的新生兒應在一天內會排出胎便;滿月以前,因為新生兒腸道吸收能力還不夠成熟,一天的排便次數在 1～7 次上下;有些哺餵母乳的寶寶,滿月後大便的次數會變少,有的 3～4 天才解一次便,也有些寶寶是 10～14 天才解 1 次。一般情形之下,兒童在 6 個月大以後的排便次數,從一天 3 次至一週 2 次,都算是正常的狀態,家長無須過於擔心。

我相信,家長最困擾的問題,是如何知道孩子便祕呢?我將兒童以 4 歲作為分水嶺,並觀察其排便頻率、排便表現和大便形狀等徵兆,整

理為表 5-2 及表 5-3。家長可以當作參考,來判斷孩子是否是便祕了。

表 5-2　研判 4 歲以下的兒童,是否有便祕的情狀

項目別	情狀
1	一星期內排便數少於 2 次。
2	排便時,會疼痛或困難。
3	糞便的直徑太粗,且有大的糞塊。
4	排出的糞便滯澀。
5	如有以上的情狀,符合兩項且持續 14 天以上。

表 5-3　研判 4 歲以上的兒童,是否有便祕的情狀

項目別	情狀
1	一星期內排便數少於 2 次。
2	排便時,會疼痛或困難。
3	糞便的直徑太粗,且會阻塞馬桶。
4	每星期 1 次以上的滲便,孩子因疼痛而憋住大便,其神經和肌肉無法正常運作,導致硬糞便堆積、軟糞可能在硬糞便周圍移動並漏出。
5	孩子表現出憋大便的姿勢或意圖,做出的姿勢包括緊抓著一個物件不放,夾緊雙腿或交叉雙腿,踮起腳尖站等。
6	如有以上的情狀,符合兩項並持續 14 天以上,且不符合腸躁症診斷。

從大便分類法，檢視健康狀態

依據「布里斯托大便分類法」，可分辨兒童的大便有 7 種型態。透過糞便的特徵狀態，可以判斷兒童腸道的情況。「布里斯托大便分類法」是顯示大便狀態的世界性標準，這是英國布里斯托大學在 1997 年制定的標準，根據顏色和形狀對「大便」的狀態進行分類。使用這個世界標準，醫師能夠客觀的評估病人大便的形狀，讓問診得以順利進行。而且，自己也可以進行檢查，有助於了解自身的健康狀況。

表 5-4　布里斯托大便分類法

型別	說明
第 1 型	粒狀糞便：一顆顆硬球，通過肛門困難
第 2 型	硬便：表面凹凸不平的香腸狀
第 3 型	偏硬便：表面有裂痕的香腸狀
第 4 型	正常大便：表面光滑的香腸狀或蛇形
第 5 型	偏軟便：光滑且斷邊的軟便塊狀，容易通過肛門
第 6 型	糊狀便：粗邊且蓬鬆的塊狀或糊狀的大便
第 7 型	水便：完全呈現液體的水狀大便

便祕 ↑　正常　↓ 腹瀉

平日，我們都關心成年人的腸道，疏忽了兒童的腸道也需要照護。腸道好壞與孩子的成長曲線、大腦發展、抵抗力強弱等，都有密不可分的關聯。請把握孩子的黃金成長期，幫忙打造「腸」勝軍，因為優質的腸道有助於孩子健康成長。

腸道除了調控消化外，最重要的是製造一個好的微環境，打造孩子的免疫系統，足以維持平衡；而想要營造好的微環境，則需要透過好菌來幫忙。

「腹內大掃除」能幫腸道整理出一個好的環境，讓好菌願意住下來。現在，除了成年人版之外，我也設計出兒童版，我希望全家大小一起實行，就像我和女兒、女婿、孫子女一樣，自發性陪伴彼此去做，就不會覺得執行起來很困難，更要相互提醒，互相關懷，這也是「莊淑旂基金會」設立的宗旨──為全民健康而努力。我相信，家長陪伴孩子做「腹內大掃除」，可以進一步增強小朋友的抵抗力。

「兒童腹內大掃除」和「成年人腹內大掃除」使用相同的食材，所以家長不需要另外準備，只是所有食材的分量都要減少一半。請家長不要自行調整分量，避免孩子的身體負荷不了。

兒童腹內大掃除

必要食材

必須要準備的主食材

① **白蘿蔔汁**：每 1 公斤體重，需要 20 毫升的白蘿蔔汁。
② **牛蒡**：每 1 公斤體重，需要 10 公克的牛蒡。
③ **醃漬梅**：每 10 公斤體重，需要 0.5 個醃漬梅。

補充食材

搭配性的副食材，分量不多，看孩子情況而定。如果吃下必要食材感覺太飽，可以視孩子的食量而不吃補充食材；如果感覺可以吃得下，就一起準備補充食材。

① **萵苣**：每 10 公斤體重，需要 0.5 片萵苣。
② **纖維素**：每 10 公斤體重，需要纖維素 0.25 克，例如燕麥或地瓜等。
③ **「福康」或紅薏仁**：每 10 公斤體重，需要 0.5 小匙的「福康」或紅薏仁飯。
④ **芝麻**：每 10 公斤體重，需要 0.25 公克黑或白芝麻。
⑤ **海蜇**：每 10 公斤體重，需要 0.25 公分寬、煮熟的海蜇皮。
⑥ **陳皮和橘絡**：每 10 公斤體重，需要 0.5 小匙切碎的陳皮絲和橘絡。

製作工具

深鍋一個、量杯一只、量秤一臺、菜刀一把、普通鍋一個、濾網一個（細的紗布亦可）、榨汁機一臺、熱水瓶一個、菜瓜布一塊

> 作法

① 白蘿蔔帶皮洗淨後榨汁，去渣後，放入深鍋內。
② 新鮮的牛蒡用菜瓜布帶皮洗淨，切薄片後放入深鍋內。
③ 將醃漬梅加入①、②一起煮，先用大火煮開，加蓋、轉小火燉 2 小時，濃縮至需要的分量（1 公斤體重×10 毫升／天）。
④ 另備一鍋，鍋面上放一濾網，將煮好的濃縮物濾過後，將汁倒入熱水瓶內。
⑤ 過濾後剩餘的牛蒡渣，待涼後，可分裝成 6 等分，放入冰箱冷凍庫中保存。

> 用法

◆ 與「成年人腹內大掃除」相同，請參閱頁 245。

　　現在很多孩子的體重過重，可能零食吃太多、油炸食物頻繁進食、手搖飲料喝太多、不常運動所導致。所以，可以每週或每個月找一天時間，跟孩子一起進行腹內大掃除，一起調整異常的體型。同樣的，若是病童想要做「兒童腹內大掃除」，請先諮詢醫師如何進行。

4

「腹內大掃除」經驗談

　　我們怎麼會想要研發「腹內大掃除」呢？這要從母親莊博士親身的經驗談起。母親於日本攻讀博士學位和成立基金會期間，她擔任健康顧問，接受許多日本民眾的諮詢。每當她碰到一個病例，她會和當時在日本習醫的我一起討論，於是激勵我們要想出一套簡單又方便實踐，能夠維護清理腸道的好方法，就像過年前挨家挨戶都會進行一次大掃除那般，來幫助我們第二個大腦——腸道，清除體內的廢氣和廢物，這樣就能延年益壽了。

莊博士的親身經驗

　　母親在 18 歲時生下女兒後，有一次腹部疼痛不已，經過醫師診斷為急性盲腸炎，因而住院動手術。開刀後，她非常口渴，很想喝水。但是，盲腸炎病人在手術後，必須等到「放屁」後才能喝水。恰巧的是，隔壁床是住了一位中年婦女，她也是剛做完手術，很想喝水。

　　由於外公是醫師，深知「動手術的人必須在放屁後才能喝水」的道理。這是因為腸道手術後，病人的腸道有傷口，須視情況術後禁食，且動過腹部手術的病人中，有 93% 會發生腸沾黏（abdominal adhesions）的現象，因此不能吃高纖或是容易產氣的食材。腸沾黏最常見的現象是慢

性腹痛，萬一變成完全的腸阻塞（bowel obstruction），就會危害性命且必須開刀。大部分腸道手術病人為了要讓傷口癒合，加上腸道蠕動速度減慢，一般醫師會讓病人先禁食幾天，在放屁（排氣）後，且經醫師評估腸道蠕動已經恢復正常，並將鼻胃管拔除之後，才可以開始吃東西和喝水。不過，必須少量多餐，且按照順序從流質（例如魚湯、過濾的蔬果汁等）、軟質到溫和的食物，循序的進食。因為這個緣故，母親相當克制，即使想喝水也忍下來。不過，鄰床婦人的家屬不知道術後禁水的原因，就給了婦人一杯水喝，沒想到發生了意外。鄰床婦人喝下水後，引發膀胱炎而不治病逝。

這件不幸的事情，帶給母親相當大的震撼。當時才18歲的她，沒有想到「屁」對人體的影響居然這麼大，深深埋下她日後攻讀博士學位時，埋頭苦幹研究「屁」的動機。在她24歲的時候，她的父親因為直腸癌而離世；兩年後，丈夫又因為肺癌撒手人寰。她一生中最摯愛的兩個男人，相繼因為癌症離開她，讓她痛不欲生，也刺激她立志要研究如何預防癌症。

在她的研究生涯裡，她發現「消氣」可以減輕癌症末期病人的痛苦。人體營養不夠時，腸道會無力而下落，造成下腹凸出，氣集結在腹部；當營養過剩時，腹部擴大，氣在胃。而人體中有氣，就會引發整個身體的調和失去控制。因此，**控制脹氣，就是掌握了健康的鑰匙。**

母親在一生中指導無數的病人，她的醫病關係特別好，不僅照護病人的身體，也關心病人的生活作息和心理狀態，所以病人非常敬愛她，病人家屬更是打從心裡感謝她。因為她了解「氣」的重要性，所以她對病人千叮嚀、萬囑咐，要從日常飲食生活調整起，包括排氣、排便、排尿等，才能重獲健康。我特別挑選3個病人，並取得她們的同意後，和大家分享她們的經驗談，幫助大家體悟「腹內大掃除」有多重要！

護士陳邱怡女士做「腹內大掃除」的經驗談

我是一位護士，在生了小孩以後，身體就一直很胖，頸部容易疲痛，頭也時常感覺沉重，吃維生素、做體操、打太極拳、練外丹功等種種嘗試，對「減重」都沒有太大的幫助。

由於身體太胖，我擔心以後容易中風。然而，第一次見到莊博士時，她就說，我是肚子裡有「氣」，而不是「胖」。

天哪！我過了多少年不是「胖子」的「胖子生活」。

經過莊博士的指導，我做了「腹內大掃除」。做完以後，身心感覺有一種說不出的舒服。我覺得，這比吃什麼藥都有效，也沒有副作用，更不會變成習慣性的依賴。

在做「腹內大掃除」時，我完全按照食譜來做，在中午12點多時，我放了一個又響又長的「屁」，非常舒服；下午排便5、6次後，身心十分清爽，全身都感到非常輕鬆。當然，我也「減重」成功了。

我非常感謝莊博士的指導，也願作見證，將我的經驗與大家分享。

子宮癌病人五十嵐夕美女士排出體內的氣

我今年58歲，在18歲結婚後，育有一男一女。產後由於受涼而感冒、發燒，不僅沒有奶水哺餵小孩，肚子也常常痙攣作痛。經過診斷之後，醫師說我是子宮長瘤。

3年的時間裡，我在開刀、休養的惡夢中度過，而瘤始終未能消除。非但如此，我經確診得了惡性瘤，也就是子宮癌。

又5年過去了，我整天在放射線治療的「陪伴」下過日子，沒有性生活，失去了美麗的容顏。我感覺人生乏味，不知道自己還能活多久；我也不知道，我為什麼還要活下去。

我認識莊博士以後，她最先教我的竟然是「謝恩」。每一天一早醒來，先感謝上天我還活著，因為有人因病已去世；感謝上天我還看得見、聽得到，因為有人因病已聾瞎。接著，莊博士教我打扮自己，不要怕癌，要有勇氣與癌共同生活，要出外旅遊，每天換穿不同的衣服，找美容師每天幫我打扮得「容光煥發」。

因為子宮癌，所以我的下腹凸出。於是，莊博士教我：把小腹綁起，坐姿端正、挺胸；小腹不能受涼，不能吃冰；不要趕著吃東西，飯前先休息，多做按摩。只有如此，體內的氣才能相通，也不會將「氣」留存在體內。

我現在已經不怕癌了，也非常感謝癌，因為只有如此，我才能認識莊博士和她的女兒莊靜芬醫師，我又拾回我的「第二個春天」。我目前在酒廠上班，每當廠內有活動時，我都很樂意作見證──我可以和子宮癌一起生活。

乳癌病人黃淑貴女士改善脹氣和便祕

我的健康情形一向良好，育有兩男一女，家庭生活十分和樂美滿。

1982年3月，在我44歲那一年，發現子宮肌瘤，開刀切除卵巢和子宮，身心未受影響。卻在1985年9月，突然發現左胸有一個腫塊，令我憂心到一下子體重驟降4公斤。

從發現到動手術，才隔了5週，癌細胞竟已轉移到腋下淋巴（腺），起初自覺只長3個淋巴球，動手術卻取出了16個，手術後檢驗報告是惡性且急性的腫瘤，當時醫師都認為我僅能再活2年。

　　自從得了乳癌，我整天提心吊膽，如果有一點小毛病，我就會以為癌細胞又擴散了。身上毛病接踵而來，便祕、脹氣、失眠、頭痛、中耳炎加耳鳴，時常感冒、咳嗽，常有厭世輕生的念頭。

　　或許上天註定我命不該絕吧！就在1988年6月時，我從電視上得知莊博士返臺的消息，於是記下地址，到青峯基金會（莊淑旂基金會的前身）買了莊博士撰寫的書《阿娘》和《癌症的自我診斷》。回家後，我仔細反覆讀了數次，之後向莊博士請教，此時的我已經是癌症第3期了。

　　記得莊博士最初找出我的病源是脹氣和便祕，她指導我早晨吃白芝麻和排便方法，以及早、午、晚飯前的運動方式，教我浪漫三段式入浴法，又同時吃「福康」、喝梨蜜薑（莊博士獨家研發，可以自製，也已經量產，對肺部可以清痰，相當於莊博士的「清冠一號」）。當時我心想，我得的是癌症，竟然只給我這麼簡單的處方？帶著半信半疑的心情，我事事遵照莊博士的指示去做。3週後，我的頭痛和失眠消失了，脹氣和便祕也改善了。

　　從此，我對莊博士的醫療信心倍增，情緒穩定，整個身心都跟著健康起來，容光煥發，神采奕奕。莊博士不但賜我新生，也為我10年前罹患腦膜瘤的叔叔除掉病痛。我除了衷心感謝，也願意奉獻我的時間，到青峯基金會當義工，希望和乳癌病友共同為開創美好的明天而努力。

PART 6

莊醫師
健康小補帖

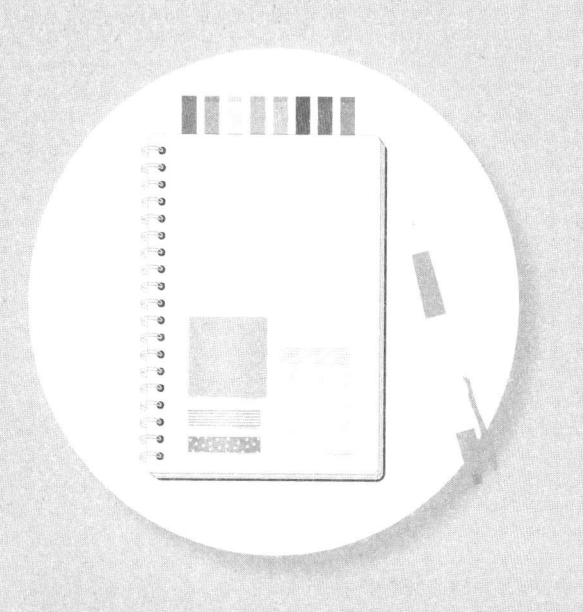

1

日常清體食物建議表

類別	細目
穀物	白米・糯米・小米・紅薏仁・玉米・燕麥・小麥・黃豆・綠豆・紅豆・芝麻
蔬菜	白菜・白蘿蔔・紅蘿蔔・菠菜・牛蒡・芹菜・山藥・空心菜・番茄・生菜・萵苣・韭菜・茄子・青椒・黃瓜・絲瓜・櫛瓜・洋蔥・花椰菜・馬鈴薯・冬瓜・苦瓜・南瓜・竹筍・香椿・蓮藕・荸薺・百合・蘆薈・茭白筍・芋頭
水果	蘋果・梨・桃・梅子・橘子・奇異果・葡萄・鳳梨・香蕉・石榴・西瓜・柿子・木瓜・荔枝・李子・杏・草莓・芒果・紅棗・山楂・櫻桃
肉禽蛋	豬肉・牛肉・羊肉・雞肉・鴨肉・雞蛋・鴨蛋・鵪鶉蛋
菌藻	海帶・海蜇・紫菜・香菇・秀珍菇・猴頭菇・金針菇・銀耳・木耳
水產	鯉魚・草魚・鯽魚・甲魚・鱸魚・帶魚・鯧魚・黃魚・鰱魚・鱔魚・泥鰍・魷魚・海參・蝦・螃蟹・蛤蜊
飲品	牛奶・豆漿・蜂蜜・水
辛香料	蔥・薑・蒜
調味料	白糖・紅糖・醋・醬油・麻油・米酒

2
肺與大腸互為表裡

　　肺與大腸互為表裡是古代醫書時常記載的健康之道。根據行醫和防癌的多年經驗並結合了中西醫知識，我認為，感冒和脹氣同為萬病之源，要杜絕感冒等類與肺和氣管這些器官方面的毛病。也就是說，我們的肺部形同煙囪般，諸如空氣汙染、抽菸、感冒、痰等，這些東西堵塞了肺部，會造成我們毛髮枯萎、皮膚乾燥。古代名醫張仲景和醫書早就記載「肺主皮毛，主四肢」，肺被阻塞，氣血不通順，皮毛當然會乾枯；而腸胃形同爐灶般，經過暴飲暴食與排便不順等壞習慣，就會堵塞而造成出疹子、皮膚發紅極癢……等症狀。如同灶爐的灰炭沒完全燃燒而讓廢炭堵塞在那裡，無法使空氣流通，就會導致氣阻塞，因而產生很多毛病。

　　肺中的積水與氣體積存，會導致疾病。如果能加強腸胃蠕動，把積存在腸胃中的老舊廢物排出，將大腸調整好，如此一來，肺和呼吸器官的功能自然會好轉。

　　如何滋燥潤肺？秋天氣候乾燥，空氣溼度小，尤其是中秋過後，因為風勢較大，人們常有皮膚乾燥、口乾鼻燥、咽癢咳嗽、大便祕結等病症。因此，當中秋後氣候轉燥時，就要做好「肺與大腸互為表裡」的保健工作。以下是幾個要注意的重點，提供參考：

一、室內要維持一定的溼度。一方面保持在 40～60%，可使用保溼器或空調來降低溼度，另一方面又可節省能源。

二、避免劇烈運動後、汗流浹背時，猛吹電扇或冷氣。因為這樣，汗會被封鎖在體內，造成氣血循環阻塞而產生許多毛病！先泡個溫水澡，讓汗自然的流乾，再用溫水沖洗乾淨，如此會感到很舒服。

三、秋季飲食應「少辛增酸、防燥護陰」，適合多吃些蜂蜜、核桃、乳製品、百合、銀耳、蘿蔔、梨子、香蕉、蓮藕等食物；少吃辛辣燥熱與助火的食物，以保持口不乾。

四、心情要保持愉悅，避免過度憂傷。中醫認為，驚思憂恐等七情六慾都會影響到身體而使人生病，其中又以悲憂傷肺最嚴重。現代醫學也已證實此說法。常多愁善感的人，容易造成抗病力下降，使得氣喘等宿疾復發或加重。因此，秋天應該特別注意保持內心的平靜，以養肺氣。

五、請多加養脾，才能益肺。常說，脾居土，脾土開，胃口就好。中醫非常重視補脾胃（土），以使肺氣（金）充沛。因此，平時氣虛的人，可以多用人參、黃芪、山藥、大棗、蓮子、百合、甘草等藥食，來補脾益肺及胃（即中醫所謂「培土生金」）。

六、防止便祕，以確保肺氣的通暢。中醫認為，肺與大腸相表裡，如果大腸傳導功能正常，則肺氣就通順。相反的，如果大腸功能失常，大便祕結，則肺氣壅閉、氣逆不降，就會造成咳嗽、氣喘、積水、胸中憋悶等症狀的加重。

3

健康象徵的風車

在莊淑旂基金會裡,有一個風車造型,象徵人與自然的和諧。地球正如一座大風車,永恆不息的轉動著,只要我們開啟了窗,昂然仰望無限的藍天,讓清風徐徐拂面,依日升日落作息,則一切倦怠將在自然恩惠中化解,遠離所有疾病。這是風車生活健康機構標誌的寓意。

這個標誌是由臺灣雕刻大師楊英風先生和母親一起討論出來的。他們兩位在赴美途中,費盡心思想出這個風車的造型和意涵。風車中軸乃動力之源,為五行中之土,一切生命均賴以滋衍。而分割圓形的相對力量為兩儀,相互嵌合,寓意陰陽靜動、虛實的對應變化;二者合為傳統中國思想的極致——太極。風車四翼的伸展運行,分別為木、火、土、金、水的相生相剋,演化出種種生命現象,包涵了四季光影與方位的移轉。我們應時時與自然接觸,洞悉其和諧精神秩序,使生命回歸到永遠蓄滿活力的健康狀態,就如同風車一般,展現充沛的生命力,帶來愛與和平。

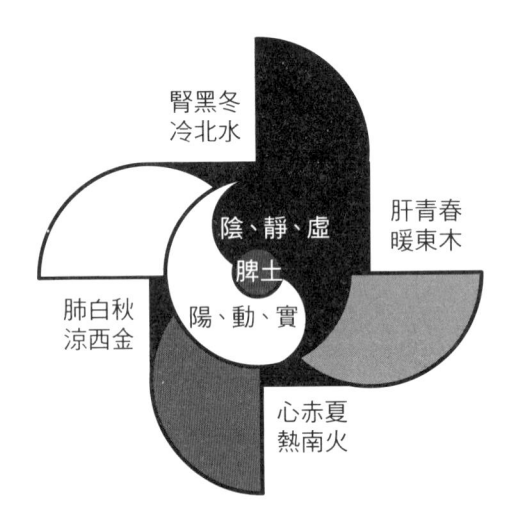

↑ 圖 6-1 楊英風先生設計的風車造型。

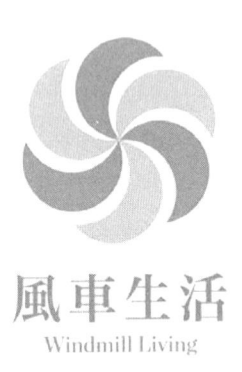

↑ 圖 6-2 重新設計的風車造型,繼承風車的精神,讓世人更健康、更美好。

④ 每週飲食紀錄表

詳細填寫進餐內容，例如何時用餐、用什麼油、吃幾碗飯、吃什麼菜、喝什麼飲料。透過紀錄表，可以更了解自己的飲食是否合適，有無需要改善、調整的地方。

【回答下列問題】

◆ 你喜歡吃──　□ 冷＋熱食　□ 甜＋鹹食

◆ 你喜歡吃──　□ 冷食　□ 熱食

◆ 你喜歡的烹調方式（可複選）──

　□ 煎　□ 煮　□ 炒　□ 炸　□ 蒸　□ 冷食（請列舉）_____

◆ 你比較喜歡的飲料（可複選）──

　□ 開水　□ 果汁　□ 茶　□ 酒　□ 咖啡　□ 礦泉水　□ 蒸餾水　□ 碳酸飲料（如：可樂）

　□ 其他（請列舉）_____

星期	早餐	中餐	晚餐	宵夜
一	用餐時間 食物內容	用餐時間 食物內容	用餐時間 食物內容	用餐時間 食物內容
二	用餐時間 食物內容	用餐時間 食物內容	用餐時間 食物內容	用餐時間 食物內容
三	用餐時間 食物內容	用餐時間 食物內容	用餐時間 食物內容	用餐時間 食物內容
四	用餐時間 食物內容	用餐時間 食物內容	用餐時間 食物內容	用餐時間 食物內容

星期	早餐	中餐	晚餐	宵夜
五	用餐時間 食物內容	用餐時間 食物內容	用餐時間 食物內容	用餐時間 食物內容
六	用餐時間 食物內容	用餐時間 食物內容	用餐時間 食物內容	用餐時間 食物內容
日	用餐時間 食物內容	用餐時間 食物內容	用餐時間 食物內容	用餐時間 食物內容

5

活化細胞、排除脹氣、消除疲勞

　　早上去公園散步、吃早餐前，帶著一條伸展巾，就可以做「伸展操」，這樣一來就可以澈底活化細胞、排除脹氣及消除疲勞，也能增加早餐食慾，使精神愉快，整天充滿活力。

　　功效顯著的「伸展操」是一套簡單易學的體操，所須花費的時間也非常短，大約只需要3到6分鐘。伸展操是針對人體的淋巴系統而設計的一系列動作。淋巴系統是人體重要的免疫系統，是癌細胞最易轉移的地方，如：位於脖子的甲狀腺、兩臂腋窩的淋巴腺、大腿內側淋巴腺等處，如果能讓它們得到充分的伸展活化，就可以保持淋巴腺通暢的循環，促進身體的免疫力和抵抗力的提升。

　　伸展操讓身體得以充分舒展，使我們經常彎著、蜷縮的身體，透過抬頭挺胸、伸展四肢，身體達到神清氣爽、減少疲勞等功效。在做宇宙操的同時，也可以活化身體各個部分的淋巴系統，讓平常較少活動到的肌肉和末梢神經，也有得以充分伸展的機會。

6

在家中簡單配製消氣的生藥

　　常見的蔬果當中，有一些對消除脹氣具有良好的效果，在這裡向大家介紹。

🌱 牛蒡蘿蔔湯──可以調整上廁所的週期

　　年終尾牙或年初春酒或應酬宴會，多少有機會大魚大肉飽餐一頓，所以要安排自己做「腹內大掃除」，做做腸道大清理的工作。

　　例如在白蘿蔔盛產期，將白蘿蔔帶皮絞汁，以體重 1 公斤 40 毫升的比例，牛蒡切成薄片加蘿蔔汁以小火熬煮 2 小時。在假日前一天把這些配料準備好。到了假日，以一天的時間將煮後滲出的汁喝完，可自由分數次飲用。體重 60 公斤的人需要喝下大約 1500 毫升的汁。

🌱 炒芝麻──可以排除腸道內的氣

　　以芝麻排除腸道內的氣，是一項不錯的做法。腸道內滯留氣的人，是水分的攝取量多，有內臟下垂的傾向。這類人的排泄物又軟又細，而且排泄困難。呼吸器官不健全的人，建議可用白芝麻；腰弱、冷症的人，則使用黑芝麻。方法是體重 2 公斤對應炒過的芝麻 1 公克的比例，例如體重 50 公斤則食用 25 公克的炒芝麻，一天分 3 回，每一餐前將芝麻放進口裡

咬碎吞下。如果口乾可以稍喝水，但不宜喝過多，避免胃脹。

🌱 蘿蔔乾──可以阻止打嗝

另一個可以阻止打嗝的方法是食用蘿蔔乾。在蘿蔔乾盛產期的時候。將粗鹽炒一炒後，以 1 公斤粗鹽對應蘿蔔 10 公克的比例，先揉後放入缸裡，用比較粗的石頭壓著，隔天取出來日晒。夜晚再浸泡在昨夜所用、但已經煮沸回冷的鹽水裡，連續 7 天後乾燥，當作早餐小菜，可以阻止打嗝。

🌱 「福康」粉──可以排泄老廢物

「福康」是我母親莊博士研發的保健食品，經過我們後代不停的改良而成，至今仍然造福許多人。

「福康」粗粉是以改良過品質的紅薏仁，加工成薄片，容易食用，紅薏仁有促進代謝排出老廢物的功能，也有抑制癌細胞異常增殖的作用。以體重 1 公斤對應「福康」粉 0.5 公克（例如體重 60 公斤的人，吃 30 公克「福康」粉）為一天的適量。

「福康」粉和季節蔬菜或果汁同時飲用的效果更佳。對於體型上有顯著的問題者，一天食用的量可增至體重 1 公斤對應 1 至 2 公克的「福康」粉。懷孕的婦女基於以肚子裡的胎兒發育為優先考量，暫時不採用這個方法。此外，經期中的婦女也是暫時不用，因為「福康」含有活血的紅薏仁，等生產後或沒有月經時再吃「福康」。

暈車時，「福康」粉加粥食用，也有不錯的效果。

7

暴飲暴食，會混亂消化系統

　　以長期推廣自我健康管理的人來看，我深信懂得節制是健康的起點，也就是無毒生活的開始。暴飲暴食就像是原本沒什麼車輛的道路，突然湧進大量車潮一般，結果不是行車速度緩慢，不然就是完全塞車無法動彈。這對一般人的腸道來說，就是一種負擔，更何況是消化力減弱的高齡者。一次吃過多，大量的食物進入胃腸，導致胃腸發生急性擴張的現象，非常容易引起消化吸收功能紊亂。

　　在此，我分析所觀察到的暴飲暴食情況，讓大家明白：

一、**太累、太餓的時候飲食**：一般情況下，會暴飲暴食的人大多數是因為太累和太餓的結果，因此一看到食物就會失去克制力。所以，規律的 3 餐飲食與作息非常重要。建議大家盡量不要讓自己太過勞累或太餓，這樣可以克制一次吃太多的衝動。

二、**食慾太好會吃太多**：還有一種情況是食慾太好的人，倘若遇到自己喜歡吃的食物，一不小心也會吃太多，沒有辦法克制。通常我對待自己喜歡吃或特別想吃的食物，就會「分張」（臺語），也就是分享。我會把喜歡吃的東西分給大家一起吃，讓許多人都能吃到我覺得美味的食物，因為我喜歡分享，也早已習慣這麼做，那種想吃、不小心就吃太多的情況，一下子就輕

易避免了。與此同時，也因為和親友分享自己所喜愛的食物，不只口腹之慾得到滿足，連心靈上也雨露均霑。

三、有偏食傾向會專吃某種食物：還有一種就是嚴重偏食引起的暴飲暴食。喜歡吃的食物一上桌就拚命吃，不喜歡吃的就一點也不碰。這種不均衡的飲食方式，有時候也會變相導致吃太多。在這樣的情況下，建議最好養成均衡飲食的習慣，不要偏愛某一樣食物，即便不喜歡的菜餚，至少也吃個1、2口。盡量吃各式各樣的食物，多樣化的飲食不僅可以吃到多種食物的風味，也可以攝取到不一樣的營養，對身體有幫助。

四、情緒不佳會以飲食發洩：我知道，有些人習慣以食物來發洩情緒，愈是生氣或心情低落，就愈想吃東西。由於情緒處於一種不穩定的狀態，一不小心就吃進一堆食物。所以，當情緒不佳的時候，建議可以深呼吸，動動身體，讓頭腦冷靜下來，喝個熱茶或熱飲。喝熱飲時，因為不能喝快，需要穩穩的拿起溫熱的杯子，輕輕吹涼後才能入口。這些動作都是要緩慢進行、不能急躁，才不會燙到。慢慢的喝，不要拿食物當出氣筒，愈氣愈隨便吃，這是對身體的加重傷害。透過喝熱飲，把一切思緒放慢，也可以讓心情平靜下來。

無論暴飲暴食的原因是什麼，飲食7或8分飽，對身體比較不會造成負擔。還有我常常強調的，「細嚼慢嚥」也可以改善暴飲暴食的習慣，因為慢慢的吃，食物經過充分咀嚼後，比較不傷腸胃，也因為放慢了吃東西的速度，不用等到過量就會有飽足感，當然也就不會有暴飲暴食的現象發生了。

聰明的大家，相信你們看了之後，就明白我說的輕重。健康是你擁有的最大財富，誰也搶不走，唯獨你自己才能享用！請想辦法善待自己，疼愛自己吧！**記得以廚房替代藥房，以大藥取代小藥，這就是最無價的養生和預防醫學之道。**

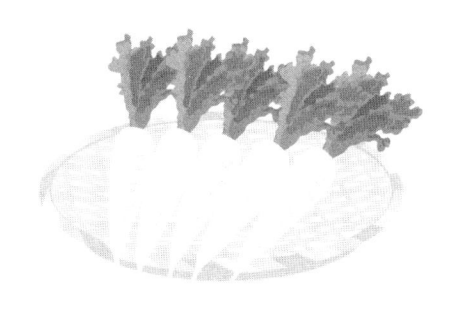

8

吃得對，孩子才能長得好、長得高

　　在行醫的歲月裡，我觀察到每個爸爸、媽媽，無不希望自己的孩子長得好、長得高。而長好長高最重要是營養、睡眠和運動，其中和飲食有關係的就是每日的營養攝取。所以，家裡的菜單如何擬定和安排，就攸關孩子的健康了。

　　現在外食人口暴增，外送商業模式成熟，無論自己烹煮或外食挑選，還有點心分量等的正確管理觀念，身為家長的你們，準備好了嗎？有些家長知道如何管理子女的飲食，但是忽略了把自己納入管理的範圍內。因此，提醒大家要有身教的示範觀念，孩子是跟著大人一起做的。如果希望孩子長得好、長得高，家長也要陪伴孩子一起做好飲食管理。

　　我的兩個女兒個子都很高，因為從小我就很注意她們的飲食攝取。能有效幫助孩子成長的礦物質和營養素有：鈣質、維生素 D_3 和維生素 A。維生素 A 可以幫助骨骼發育，維生素 D_3 可以協助鈣質吸收。我要特別提醒家長，單純吃鈣片是沒有作用的，鈣質吸收要搭配充足的維生素 D。維生素 D 俗稱「陽光維生素」，每日只須晒 15 分鐘的太陽，人體皮膚就會自動轉換產生，不需要額外攝取。鈣質含量高的食物有深綠色的蔬果、牛奶等乳製品、黃豆、小魚乾、黑芝麻、軟殼類等。而維生

素A存在於橘紅色蔬果類。每天飲食要均衡攝取到「6大類飲食指南*」建議的分量、熱量。

從臨床經驗上，我時常看見一般成長中的孩子，因為飲食控制不佳，熱量超標而導致肥胖問題。肥胖一方面有早熟的麻煩，另一方面還會長不高，希望家長要特別留意。

「6大類飲食指南」中摘要分量和注意事項如下：

- **一、乳製品**：每天喝1.5到2杯（1杯大約240毫升）的原味牛奶，倘若孩子喝牛奶會拉肚子，建議改喝原味優酪乳、優格（全脂或低脂）或吃天然起士都可以。不建議吃糖分含量極高的發酵乳、布丁。
- **二、豆魚蛋肉類**：每餐提供適量（每餐1～2份，大約半個手掌大），優先順序為豆類→魚類→蛋→肉類。最好有1/3的黃豆食品搭配，例如無糖豆漿、豆腐、豆花、黑豆、豆皮等。請家長留意，多吃肉並不會長得更高，因為蛋白質攝取過量反而會影響鈣質吸收。
- **三、蔬菜類**：保持每日5蔬果的黃金原則，正在成長中的孩子攝取量為3～4份（蔬菜1份大約是半碗），分量可以多，盡量挑選深綠色的蔬菜。
- **四、水果類**：水果類的維生素C能夠幫助我們吸收鈣，一天2份。維生素C含量高的水果，例如芭樂、柑橘、奇異果等。果汁則必須現打現喝。
- **五、全穀雜糧類**：米飯一日攝取至多3～4碗，不建議過量。以全穀飯取代白米飯是不錯的選擇，可增加礦物質的攝取。

六、油脂類方面：成長中孩童，每日攝取 2 ～ 3 湯匙的油脂量就足夠了，可以再加上 1 份堅果類，例如杏仁、花生、核桃、黑芝麻等。

除了攝取 6 大類食物，一天最少要喝足 2000 毫升的水，而不是含糖的飲料。特別在夏季，一定要注重水分補充。牛奶和茶可以包括在 2000 毫升之內，不過湯品不算。

（*可參考衛福部國民健康署網站：
https://www.hpa.gov.tw/Pages/EBook.aspx?nodeid=1208）

後記

「腹內大掃除」和「消氣」的智慧

　　我認識莊淑旂博士和莊靜芬醫師是在 1999 年的時候，那時候我不知道莊博士是聞名於臺灣和日本的防癌教母，也不了解莊靜芬醫師和她的夫婿郭純育醫師早在 1995 年 5 月，成立了首創以女性為對象的健康管理機構——「風車生活」，而「風車」得名自莊博士對於人與自然和諧共處的重視。從那一年起，我開始和莊博士、莊醫師母女，建立了忘年之交的友情，無論聊天或討論，深深對她們對防癌、全民健康、男女性照護、預防醫學、孩童和老年照顧等看法和做法賦予敬意，因為她們兩位長輩的背景，結合了中西醫學的精髓，並且有承先啟後的濟世救人情懷，帶領我走入預防醫學的境界，也啟發了我無限的創新和整理莊氏醫學的宏願。

為傳播善知識的創作

　　由於我是學歷史的人，了解在臺灣醫學史裡不能遺漏莊博士和莊醫師母女對臺灣的貢獻，所以「坐而言，不如起而行」，我向她們提出循序漸進整理這些想法和做法，以平易近人的出書方式，傳播照護養生的

善知識，無論哪一代的後人都可以雨露均霑。而在這數十年的發展裡，她們確實都在努力將所知所學的健康善知識，付梓傳承給大家，至今我們仍然記得，莊博士的《女人三春》和莊醫師的《怎樣吃最健康》，創下臺灣健康書的暢銷奇蹟，這代表了讀者有需要、有期待。

雖然莊博士已經仙逝了，但是莊醫師沒有停止腳步，她繼續出版了《50歲，怎樣生活最健康》初版和增訂版、《怎樣吃最健康2.0版》上下冊、《跟古代名醫做料理，吃出好健康：以古代內科權威張仲景傷寒論的藥方，調配出的50道獨家料理》，可以看出她鍥而不捨的發揚「莊淑旂醫學」和自己獨創的「莊靜芬醫師養生法」。她無私的分享多年的專研成果，更鼓勵兩個女兒繼續為開發健康食品而努力。

2023年，經過COVID-19肆虐後，也是《跟古代名醫做料理，吃出好健康》發行的當年，莊醫師和我聊天時，談到了莊博士有一個「腹內大掃除」的主題還沒有系統性的整理和創新。於是，我們分頭尋根，希望找出這個主題的理論基礎。

皇天不負苦心人，我們在《黃帝內經》找到了「動靜結合」的主張。《黃帝內經》在論述人們如何「盡終其天年，度百歲乃去」時明確指出，要「和於術數」，此即《黃帝內經》主張的「動靜結合」的養生原則。動和靜，是自然界物質運動的兩種基本形式，動靜合一，動中包含著靜，靜中蘊涵著動。人體生命活動始終保持著動靜和諧的狀態，維持著動靜對立統一的整體性。《黃帝內經》從「形神合一」的生命觀為立足點，提出主張「以靜養神、以動養形、動靜結合以調養生命」的養生原則。

我們也找到古代中國最早「健」、「康」的解釋：動為健，靜為康，動以養形，靜以養神。同時，更尋獲了東漢哲學家王充在《論衡》提出「體內環保」的概念——「欲得長生，腸中常清；欲得不死，腸中

無滓」，與東漢著名醫家張仲景在內科權威醫書《傷寒論》裡獨創的，以「調味承氣湯」主治習慣性便祕，以「半夏瀉心湯」消胃脹、助排氣，在《金匱要略》以「大黃甘草湯」主治便祕等古籍資料，讓我們和莊博士很早提出的「腹內大掃除1.0版」，做了一脈相承的連結。但是，這還不夠滿足現代人的需求。

傳承與創新，為推動全民健康努力

於是，莊醫師發揮了獨創的精神，把孩子的健康也納入思考，實現了從5歲兒童到100歲的老年人都可以做的「腹內大掃除2.0版」。當我們把這些珍貴的老一輩體內環保的主張，和創新的現代想法整合一起後，我們看見了中西醫學的融合和一脈相承、除舊布新的創意。這本書的付梓，只是我們小小的奉獻，前人嘔心泣血、絞盡腦汁的努力，豈是後人能瞬間的去蕪存菁？沒有播種的動念，哪有開花結果的收穫？

2024年是莊博士冥誕105歲，我們以此書當作莊博士的生日禮物，感謝她曾經貢獻取之不盡的健康養生主張。如今我們承先啟後，回饋她老人家，發揚自古以來就一直在實踐「從兒童到成年人，都可執行的消氣、排毒、減重體內環保，不必空腹或斷食；欲得長生，腹內常清；人要不老，腸中無屎」的體內環保之道。

戴月芳 博士 寫於自宅

國家圖書館出版品預行編目資料

腹內大掃除：消氣、排毒、減重清體術／莊靜芬作.――
初版.――臺中市：晨星出版有限公司，2024.12
面；公分.――（健康與飲食；162）

ISBN 978-626-320-987-9（平裝）

1.CST：中醫 2.CST：養生 3.CST：健康法
4.CST：消化系統疾病

413.1　　　　　　　　　　　　　　　113016426

健康與飲食 162

腹內大掃除
―― 消氣、排毒、減重清體術

可至線上填回函！

作者	莊靜芬醫師
主編	莊雅琦
企畫	戴月芳博士
編輯	洪絹、張雅棋
校對	洪絹、張雅棋
網路編輯	林宛靜
封面設計	王大可
美術編排	林姿秀
內頁插圖	腐貓君
圖片授權	莊靜芬醫師、123RF
創辦人	陳銘民
發行所	晨星出版有限公司 407台中市西屯區工業30路1號1樓 TEL：04-23595820　FAX：04-23550581 E-mail：service-taipei@morningstar.com.tw http://star.morningstar.com.tw 行政院新聞局局版台業字第2500號
法律顧問	陳思成律師
初版	西元2024年12月01日
讀者服務專線	TEL：02-23672044／04-23595819#212
讀者傳真專線	FAX：02-23635741／04-23595493
讀者專用信箱	service@morningstar.com.tw
網路書店	http://www.morningstar.com.tw
郵政劃撥	15060393（知己圖書股份有限公司）
印刷	上好印刷股份有限公司

定價 450 元
ISBN　978-626-320-987-9

（缺頁或破損的書，請寄回更換）
版權所有，翻印必究